Carol Krucoff

Heil-Yoga

Bei Beschwerden im Nacken- und Schulterbereich

Übersetzt von Karin Hein

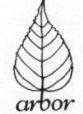

arbor

Arbor Verlag

Freiburg im Breisgau

© 2010 Carol Krucoff

© 2013 der deutschen Ausgabe: Arbor Verlag GmbH Freiburg
by arrangement with New Harbinger Publications, Inc.

Die Originalausgabe erschien unter dem Titel:
Healing yoga for neck & shoulder pain

Alle Rechte vorbehalten
1. Auflage 2013

Titelfoto: © 2013 plainpicture/Judith Dekker
Illustrationen: Lynn Shwadchuck
Lektorat: Lothar Scholl-Röse
Druck und Bindung: Westermann, Zwickau
Hergestellt von mediengenossen.de

Dieses Buch wurde auf 100 % Altpapier gedruckt und ist alterungsbeständig.
Weitere Informationen über unser Umweltengagement finden Sie unter www.
arbor-verlag.de/umwelt

www.arbor-verlag.de

ISBN 978-3-86781-093-7

Wichtiger Hinweis
Die Ratschläge zur Selbstbehandlung in diesem Buch sind von der Autorin und
vom Verlag sorgfältig erwogen und geprüft worden. Dennoch kann eine Garantie
nicht übernommen werden. Bei ernsthafteren oder länger anhaltenden Beschwerden sollten Sie auf jeden Fall einen Arzt oder einen Heilpraktiker Ihres Vertrauens
zu Rate ziehen. Eine Haftung der Autorin oder des Verlages für Personen-, Sach-
und Vermögensschäden ist ausgeschlossen.

Carol Krucoff

Heil-Yoga

Inhalt

In liebender Erinnerung an Esther Myers,
meine talentierte Lehrerin und weise Freundin,
unbezwingbar im Geist

Vorwort

Unser Körper spricht immer zu uns – aber zuerst nur ganz leise. Wenn wir nicht hinhören und nicht auf das Flüstern reagieren, wird der Körper am Ende anfangen zu schreien. Das ist eine Wahrheit. Das habe ich in meiner Arbeit als Ärztin für Integrative Medizin immer wieder bestätigt bekommen, in diesem neuen medizinischen Ansatz, der den ganzen Menschen in Betracht zieht und die subtilen Wechselwirkungen zwischen Seele, Körper, Geist und Gemeinschaft erkennt, die unsere Vitalität und unser Wohlergehen unmittelbar beeinflussen.

Ich habe das nicht nur bei meinen Patienten gesehen, sondern auch am eigenen Leibe erfahren – ganz besonders als mir Mitte der 1990er Jahre die wunderbare Gelegenheit der Geschäftsführung für das Programm für Integrative Medizin an der Universität von Arizona angeboten wurde und gleichzeitig sehr heftige Nackenschmerzen auftraten. Dr. Andrew Weil war der Visionär des Programms, und meine Aufgabe war, die Vision in die Wirklichkeit umzusetzen. Ich zog nach Tucson, bis das erste Team von Medizinern ankam. Es gab kein Curriculum, keine Fakultät, keine Klinik – überhaupt keinen Prozess für die Auswahl oder Rekrutierung der Ärzte! Irgendwann im Verlaufe dieser neun Monate begann etwas, das mir noch nie begegnet war. An einem Tag ging es wunderbar mit meinem Leben, und am nächsten Morgen konnte es sein, dass ich mit unerträglichen Schmerzen im Nacken aufwachte. Mein Hals (meistens die eine Seite stärker als die andere) war so extrem verkrampft, dass ich meinen Kopf buchstäblich nicht mehr bewegen konnte. Und es fühlte sich an, als ob dieser Schmerz wahrhaftig aus dem Nichts kam. Ich spürte ihn nie kommen und ich hatte absolut nichts an meinem Leben oder meinem Lebensstil bemerkt, was diese beunruhigenden Schmerzen hätte auslösen oder zu ihnen beitragen können. Wie Sie sich vorstellen können, waren diese Nackenschmerzen ziemlich störend, weil alles, wobei ich den Kopf wenden musste, zum Problem wurde und so wesentliche Tätigkeiten wie Autofahren und normale, adäquate Konversationen behinderte, weil es so *wehtat*.

Wenn ich heute daran zurückdenke, muss ich darüber lachen, wie unachtsam ich gegenüber der Geist-Körper-Verbindung war, die meinen Nackenbeschwerden zugrunde lag. Wenn ich richtig auf meinen *Körper* geachtet hätte, hätte ich die Veränderungen im Hals bemerken können (was in der Folgezeit auch geschah), Veränderungen, die sich zuerst eine Woche lang kaum merklich ankündigten, bevor die Symptome ihren Höhepunkt erreichten. Und wenn ich auf meinen *Geist* geachtet hätte, hätte ich vorhersagen können, dass mein Nacken wahrscheinlich so reagieren würde, und zwar schon eine Woche vor den ersten körperlichen Anzeichen. Wenn ich gewusst hätte, was zu tun sei, hätte ich an einem der beiden Zeitpunkte intervenieren können, und diese lähmenden Schmerzen mit einfachen, aber unglaublich wirksamen Yogatechniken höchstwahrscheinlich abwenden können. Und wenn ich meine *Eigenbehandlung* aktiv in die Hand genommen und täglich kleine Schritte unternommen hätte, um meine Gesundheit optimal zu halten, besonders im Hals- und Schulterbereich, hätte ich kaum noch mehr tun müssen.

Das vorliegende Buch *Heil-Yoga. Bei Beschwerden im Nacken- und Schulterbereich* lehrt genau das, was ich in jenen Tagen an der Universität in Arizona gebraucht hätte, und was ich nun zum Glück weiß. In diesem umfassenden Buch schöpft Carol Krucoff aus ihren vielen Jahren an Erfahrung und Unterricht, um Ihnen zu zeigen, wie Sie Yoga nicht nur zur Linderung und Beendigung erheblicher Schmerzen anwenden können, sondern außerdem zu einem Maß an Gesundheit und Vitalität zurückfinden, das Sie nicht mehr für möglich halten würden. Es ist mir eine Ehre, Carol zur Freundin und Kollegin zu haben, und in ihrer Arbeit als Yogatherapeutin mit der *Duke Integrative Medicine* habe ich persönlich ihre bemerkenswerten Erfolge an unzähligen Patienten miterlebt. Ihre Herangehensweise hat das Leben der von Hals- und Schulterleiden Betroffenen verwandelt. Und jetzt bringt das Buch Ihnen, was Sie wissen müssen, um es an sich selbst anzuwenden.

Die Vorteile von Carols Yogamethode sind zahlreich. In erster Linie hilft ihr Ansatz ganz fantastisch dabei, die Verbindung zum Körper wiederzufinden. Sie werden beginnen, den Zustand Ihres Körpers viel bewusster wahrzunehmen und auf frühe Warnsignale und Symptome zu reagieren, anstatt zu warten, bis diese so stark sind, dass Sie sie nicht mehr ignorieren können, wie es bei mir der Fall war. Yoga und besonders Carols Methode, wie sie mit dieser uralten Heiltradition umgeht, erlauben Ihnen, Ihre Fähigkeit zur Einstimmung auf Ihren Körper zu sensibilisieren und auf die leisen Töne zu hören, damit Sie etwas tun können, bevor die Probleme eskalieren.

Die Übungen bieten Ihnen außerdem die Chance, sich in das Flüstern Ihrer Seele einzustimmen, in Ihr nichtkörperliches Selbst. In meinem Leben, wie im Leben vieler Menschen, gehen hochgradiger Stress und Anspannung meistens den Nacken- und Schulterbeschwerden voran. Wenn Sie lernen, bewusster mit Ihren mentalen und psychologischen Zuständen umzugehen, haben Sie die Möglichkeit, vorbeugend zu intervenieren und ein größeres, ausgewachsenes Schmerzsyndrom am Ende der Wegstrecke abzuwenden.

Auf der Grundlage größerer Achtsamkeit sind die praktischen Methoden aus den alten Yogatraditionen der wirkungsvollste Teil dessen, was Carol lehrt.

Sehen wir es doch so: Falls Sie nach der Lektüre dieses Buches die physischen und mentalen Vorläufer der Schmerzen viel eher wahrnehmen können, aber ohne die Mittel, sie abwenden zu können, hätten wir Ihnen noch keinen großen Gefallen getan! Darüber hinaus sind diese Strategien zur Selbstbehandlung auch absolut wirksam und wertvoll bei akuten Schmerzzuständen.

Sie werden den Erfolg dieser Methoden hauptsächlich auf zwei Arten feststellen. Mit der Zeit, wenn Sie die Yogastellungen und das Atmen praktizieren, bemerken Sie einen Zustrom größerer Kraft und Flexibilität ebenso wie eine verbesserte Haltung und insgesamt ein Zusammenspiel des physischen Körpers. Sie werden sich außerdem der Auswirkungen Ihrer mentalen Vorgänge bewusst, insbesondere der tiefen Entspannung und Stressminderung durch die Yogaübungen, ebenso wie der Gelegenheiten, mit sich selbst mehr in Einklang zu kommen. In unserer übertrieben geschäftigen Gesellschaft mit ihrem „rund um die Uhr", 24-Stunden-mal-7-Tage-Rhythmus ist es eine kostbare und wesentliche Strategie, dass wir uns gut um uns selbst kümmern.

Viele Leute, die mit Carols Ansatz arbeiten, sind überrascht, in welchem Ausmaß die Wirkungen auf Körper und Geist auch in den kleinen Alltagssituationen ihres Lebens spürbar werden. Die Integration des Yoga ins Leben durch das, was ich als „informelle Praxis" bezeichne, hat einen subtileren, aber genauso bedeutsamen Einfluss auf Leben und Gesundheit. Die Strategien führen zu synergistischen Effekten, mit wirksamer und oft dramatischer Schmerzlinderung im Hals- und Schulterbereich sowie gesteigerter Energie und Seelenfrieden.

Heil-Yoga. Bei Beschwerden im Nacken- und Schulterbereich gibt Ihnen die nötigen Werkzeuge an die Hand, um eigenständig daran zu arbeiten, sich Ihres Körpers und Ihrer Seele bewusster zu werden. Sie erlernen wirksame Strategien, beide zu kräftigen, innere Stärke und Flexibilität aufzubauen und Spannungen und Stress abzubauen. Das Endergebnis? Erleichterung und, wie wir hoffen, auch die Beseitigung Ihrer Schmerzen, plus größere

Energie und Vitalität – all das als Ergebnis einfacher Übungen, die Sie selbst verrichten und Ihr Leben lang aufrechterhalten können. Also die beste Art, Ihre Gesundheit selbst in die Hand zu nehmen!

Tracy Gaudet, MD
Geschäftsführung Duke Integrative Medizin
Dozentin für Geburtshilfe und Gynäkologie,
Duke Universität, Medizinische Fakultät,
Durham, North-Carolina, USA

Einleitung

Heilung der lästigen Schmerzen, die uns im Nacken sitzen – und in Schultern, Kiefern und Kopf ebenso

Wenn Sie einen chronisch verspannten und steifen Hals haben und die Muskeln im oberen Rücken und den Schultern sich oft hart wie Stein anfühlen, sind Sie mit diesen Beschwerden nicht allein. In unserer stressbetonten Welt mit ihrem 24-Stunden-Tag, und das 7 Tage die Woche – angefüllt mit Terminen, Geldsorgen, Ängsten und Schlaflosigkeit – tragen die meisten von uns eine schwere Last auf ihren Schultern. Fügen wir dieser emotionalen Anspannung noch den Haltungsstress hinzu, der dadurch bedingt ist, dass wir einen Großteil unserer Zeit im Sitzen verbringen, normalerweise bei Verrichtungen mit gekrümmtem Rücken – etwa am Computer, beim Autofahren, Lesen –, endet das nur allzu oft in ernsthaften Beschwerden im Hals- und Schulterbereich.

Aber das Problem macht hier nicht Halt. Viele Menschen erkennen nicht, dass chronische Verspannungen im Halsbereich mit einer Konstellation verwandter Beschwerden einschließlich Kopfschmerzen, Beschwerden in Kiefern, Schultern und Rücken und Ziehen in den Armen in Zusammenhang stehen. Jenes Kribbeln in den Fingern, Ziehen entlang der Arme oder das Schraubstockgefühl, das um den ganzen Schädel drückt, all das kann mit den Nackenbeschwerden und dem HWS-Syndrom (Hals-Wirbelsäule-Schulter-Syndrom) zusammenhängen. Hinzu kommt, dass die zusammengesackte Haltung auch auf die inneren Organe drückt, was den Kreislauf, die Atmung und das Verdauungssystem zusätzlich belastet.

Dennoch hat unsere moderne Medizin den meisten Menschen, die an Nackenschmerzen leiden, kaum etwas anderes anzubieten als schmerzstillende Mittel, die zwar die *Symptome*, nicht aber die *Ursache* des Problems angehen. Dabei ist etwa die beliebte Verordnung der Halskrause gemäß einer Studie im *Spine*-Journal (Hurwitz et al., 2008) gar nicht geeignet, die Schmerzen im Nacken zu lindern. Zu weiteren verbreiteten Behandlungen, die ebenfalls ungeeignet sind, zählen Ultraschall, Elektrostimulation der Muskeln und die meisten Injektionstherapien (ibd.)

Die Experten beginnen einzusehen, dass für die meisten Menschen mit HWS-Syndrom die beste Strategie in der Selbsthilfe liegt. Yoga ist eine hochwirksame Form der Eigenbehandlung, und zwar in mehrfacher Hinsicht:

Physisch: Die Yogastellungen dehnen steife und kräftigen schwache Muskeln, das sorgt für größere Gelenkigkeit, Ausgeglichenheit und Leichtigkeit der Bewegung. Yoga lehrt auch eine korrekte Auf- und Ausrichtung, die uns hilft, beim Sitzen und im Stehen die bestmögliche Haltung einzunehmen und den Druck auf den Hals- und Schulterbereich zu entlasten.

Psychologisch: Yoga ist ein wirksamer Spannungslöser. Sie lernen, wie Sie sich entspannen und einen Zugang zu innerem Seelenfrieden finden können. Hinzu kommt, dass der auf der Yogamatte beginnende Prozess der Selbstentdeckung Ihnen hilft, sich selbst besser zu verstehen, indem er Ihre gewohnheitsmäßigen Stressmuster und Ihre emotionalen Reaktionen ans Licht bringt – und das führt normalerweise zum Erwerb eines gesünderen Umgangs mit der Welt und dem Alltag.

Energetisch: Die Yogaatmung steigert die Lebensenergie und lädt Ihren gesamten Organismus wieder auf. Yogastellungen können eine Auflösung der physischen und emotionalen Energieblockaden bewirken und das natürliche Fließen des *Prāna* (der Lebensenergie) durch alle Zellen erleichtern. Der Yogaweg bringt Anstrengung und Entspannung in ein Gleichgewicht, und so lernen Sie, Energie nicht unnötig zu verausgaben, also keine Zeit zu vergeuden, sondern nur das zu benutzen, was Sie brauchen.

Dieses Buch ist dazu gedacht, Ihnen sichere, effektive Strategien zur Selbsthilfe und Selbstbehandlung an die Hand zu geben, Strategien, die aus den traditionellen Yogapraktiken übernommen und den Heilzwecken unserer modernen Epidemie des HWS-Syndroms angepasst sind. Es beruht auf meiner Arbeit mit zahllosen Yogaschülern und Klienten der Yogatherapie, aber auch auf meinen eigenen Kämpfen gegen Nackenschmerzen. Als Journalistin für die *Washington Post* arbeitete ich zehn Jahre lang (von 1977 bis 1987) unter ständigem Termindruck und hatte oft Schmerzen im Nacken, die, wenn sie schlimm kamen, auch noch Kopfschmerzen nach sich zogen. Dieses Problem führte mich zum Yoga, dessen Heilwirkungen so tief greifend waren, dass ich meine Studien in dieser ganzheitlichen Disziplin erweiterte, um nicht nur mich selbst zu heilen, sondern auch andere zu unterrichten und ihnen die außerordentlichen Gesundheitsvorteile des Yoga zugänglich zu machen. Mit der Zeit habe ich meine eigenen Halsprobleme praktisch völlig beseitigen können und bin dankbar, die Tausenden von Wohltaten, die Yoga mit sich bringt, mit Ihnen teilen zu können.

1

Die Wissenschaft der Nackenbeschwerden und wie Yoga helfen kann

Wenn ich eine Yogaklasse unterrichte, frage ich die Teilnehmer normalerweise zuerst, ob sie bestimmte Wünsche haben, ob sie an bestimmten Körperstellen Spannungen, Druck oder Unbehagen empfinden, worauf wir in unserer Sitzung eingehen könnten. Die häufigste Antwort ist „Hals und Schultern", und das ist der Hauptgrund für dieses Buch! Besonders in den Abendkursen, wo die meisten Teilnehmer direkt von der Arbeit kommen, sind verkrampfte Schultern, Spannungen im oberen Rücken und Nackenbereich allgemein keine Seltenheit.

Bei manchen Menschen sind diese Bereiche so steif und verhärtet, dass es an eine Behinderung grenzt. Ein erstklassiges Beispiel bietet eine Kursbesucherin, die ich Susan nenne und deren Hals- und Schulterverspannung so stark war, dass sie ihren Kopf kaum noch zur Seite drehen konnte, wenn sie beim Autofahren die Spur wechseln wollte. So wurde es immer beängstigender für sie, sich ans Steuer zu setzen. Als Büroleiterin in ihren Mittvierzigern saß Susan ja die meiste Zeit des Tages vornüber gebeugt am Computer. Ihre Haltung war schlecht, mit vorgestrecktem Kinn und gekrümmtem Rücken, ihr ganzer Oberkörper war so voller Anspannung, dass ihre Schultern sich bis an die Ohren hochzogen.

Ihre Angst brachte Susan zum Yoga. Nachdem sie nur knapp einem Autounfall entgangen war, für den sie sich selbst die Schuld gab, weil sie ihren Kopf nicht drehen konnte, war der Schreck so groß, dass sie sich schwor, etwas zu unternehmen. Eine Freundin bot Susan an, sie zum Yogakurs mitzunehmen, und schon als Susan zur Tür hereinkam, konnte man sehen, wie die Verspannungen ihre Gesichtszüge gezeichnet hatten. In der ersten Zeit, wenn sie zu Beginn des Unterrichts auf dem Rücken lag, war ihr Hals so steif, dass sie ihren Kopf nicht von einer Seite zur anderen wiegen konnte. Ihre Schultern waren derart verkrampft, dass sie die Arme über dem Kopf nicht wirklich nach oben heben konnte. Wenn ich ihre Schultern behutsam berührte, mit der Einladung, die Muskeln zu entspannen, bewegte sich fast gar nichts; die chronische Verspannung hatte den Körper bereits mit einem starren „Panzer" umgeben, der kein Loslassen erlaubte.

Mit der Zeit, mit regelmäßigem Praktizieren der Yogaübungen, begann diese Steifheit sich aufzulösen. Wie viele Menschen, die gewohnheitsmäßig Körperverspannungen mit sich herumtragen, war Susan überrascht, als sie all die Stellen in ihrem Körper entdeckte, wo sich Stress festgesetzt hatte. Und sie staunte noch mehr darüber, dass sie lernen konnte, wie man die verkrampften Muskeln bewusst lockern und entspannen kann, bei ihr besonders die in Nacken, Schultern, Kiefergelenk und Gesicht. Ihre Haltung verbesserte sich, und sie merkte, wie sie Dinge verrichten konnte, die ihr vorher zu schwierig oder zu schmerzhaft geworden waren, wie etwa ihren BH hinten ein- oder auszuhaken oder sich nach hinten umzuschauen. Heute, nach drei Jahren regelmäßiger Yogapraxis sieht Susan wunderbar aus und sie fühlt sich auch wunderbar, sie hat eine elegante Haltung, die Zuversicht ausstrahlt, die Schultern sind entspannt, mit einem Lächeln in den Augen, und einem beweglichen Hals, den sie mühelos und leicht drehen und wenden kann. In den seltenen Momenten, wo sie ein Ziepen im Nacken oder in den Schultern spürt, nutzt Susan die Yogastellungen und Atemübungen, um den Druck aufzulösen und die Entspannung wiederzufinden.

Diese Verwandlungen geschahen natürlich nicht über Nacht. Yoga braucht Zeit, Geduld und Übung. Dafür bietet diese uralte, ganzheitliche Disziplin der Selbsterziehung tief greifende Werkzeuge, die Heilung auf vielen Ebenen bewirken – mit Maßnahmen, die praktische, effektive und anhaltende Abhilfe schaffen. Und die Vorteile des Yoga können besonders hilfreich sein, wenn es um die Beseitigung der komplexen, vielschichtigen Beschwerden des HWS-Syndroms geht. In diesem Kapitel erforschen wir, was die moderne Medizinwissenschaft uns über Nackenschmerzen und damit zusammenhängende Störungen sagen kann, warum sie zu einem so häufig auftretenden Problem geworden sind, wer gefährdet ist und welche Behandlungen jeweils am besten geeignet sind. Ich werde auch einen Überblick über die alte indische Tradition des Yoga geben und erklären, warum und wie die Yogapraxis Nacken- und Schulterschmerzen von Grund auf heilen kann.

Die Wissenschaft der Nackenschmerzen

Während Rückenschmerzen allgemein größere Aufmerksamkeit erlangen – teilweise, weil sie auch zu Arbeitsunfähigkeit führen können –, sind Nackenschmerzen beinahe genauso verbreitet. Betrachten wir die folgende Statistik der Projektgruppe „Knochen und Gelenke" aus dem Jahrzehnt von 2000 bis 2010 zu Nackenschmerzen und damit verbundenen Störungen (Haldeman, Carroll & Cassidy, 2008), die im Jahre 2000 als internationaler Zusammenschluss von klinischen und wissenschaftlichen Mitarbeitern gegründet wurde, um im Rahmen einer globalen Initiative der Weltgesundheitsorganisation Erkrankungen im Bewegungsapparat zu untersuchen:

- Die meisten Menschen erleiden irgendwann in ihrem Leben ein gewisses Maß an Nackenschmerzen (Haldeman et al., 2008).

- Bis zu 70 % der Bevölkerung berichten über Nackenschmerzen im Verlauf des vergangenen Jahres, und bis zu 45 % berichten über Nackenschmerzen im Verlauf des vergangenen Monats (Hogg-Johnson et al., 2008).

- Circa 5 % der Nordamerikaner geben an, aufgrund von Nackenschmerzen schwerbeschädigt zu sein, und weitere 10 % geben eine leichte Behinderung zusammen mit anhaltenden starken Schmerzen an (Lidgren, 2008). Untersuchungen in Europa ergeben, dass 10 bis 20 Prozent der Bevölkerung von chronischen oder bleibenden Nackenschmerzen betroffen sind (ibd.).

- Jedes Jahr berichten 11 bis 14,1 % der Bevölkerung, durch Nackenschmerzen in ihren Tätigkeiten beeinträchtigt zu sein (Côté et al., 2008). Schmerzen im Nacken treten in allen Berufskategorien auf, und die Daten zur Arbeitsausfallentschädigung scheinen die Belastung der von Nackenschmerzen betroffenen Arbeitnehmer nicht angemessen zu berücksichtigen (ibd.).

- Die meisten an Nackenschmerzen leidenden Personen erleben keine vollständige Behebung ihrer Symptome (Haldeman et al., 2008). Bei zwischen 50 und 85 Prozent derjenigen, die einmal von Nackenproblemen betroffen waren, treten im Zeitraum von einem bis zu fünf Jahren danach die Nackenschmerzen wieder auf (ibd.).

Nackenschmerzen und damit zusammenhängende Erkrankungen – einschließlich Kopfschmerzen und in den Rücken und die Arme ausstrahlende Schmerzen – sind viel weiter verbreitet, als bis dahin allgemein angenommen, so der Bericht der Projektgruppe, der in einer Sonderbeilage des *Spine*-Journal veröffentlicht wurde (Lidgren, 2008). In der Tat sind die Schmerzen im Nacken zu einer der Hauptursachen für Invalidität weltweit geworden, wenn wir den Experten folgen, die zudem anmerkten, dass das Problem noch nicht gut genug erkannt und in vielen Fällen sehr schwierig zu handhaben sei.

Risikofaktoren, die zu Nackenschmerzen führen

Nach Erhebung und Auswertung umfangreicher wissenschaftlicher Literatur zu Nackenschmerzen sowie Durchführung eigener Originalstudien kam die Projektgruppe zu dem Ergebnis, dass den Nackenbeschwerden eine „multifaktorielle Ätiologie" zugrunde liege (Hogg-Johnson et al., 2008), oder für den Laien ausgedrückt: Eine Vielzahl von Risikofaktoren spielen hier eine Rolle. Einige Faktoren, die zu Nackenschmerzen beitragen können, liegen außerhalb unserer Kontrolle. Dazu gehören die folgenden (ibd.):

Alter: Das Risiko für Nackenbeschwerden nimmt mit dem Älterwerden bis zum mittleren Lebensabschnitt (zwischen 40 und 55 Jahren) zu und zum höheren Alter hin allmählich wieder ab.

Geschlecht: Die Beziehung zwischen Geschlecht und Nackenschmerzen scheint je nach Art der Schmerzen zu schwanken. Untersuchungen ergaben, dass Männer eher bei Halsverstauchungen oder Verletzungen eine Behandlung im Krankenhaus vornehmen lassen, also bei Unfällen infolge eines traumatischen Ereignisses oder Sportunfalles oder infolge körperlicher Arbeit. Im Gegensatz dazu suchen Frauen Ärzte häufiger wegen allgemeiner Nackenbeschwerden auf, die nicht auf einen einzelnen, spezifischen Anlass zurückzuführen sind.

Genetik: Erbfaktoren scheinen bei Nackenproblemen auch eine Rolle zu spielen, obwohl die Mechanismen dieser Wechselbeziehung noch nicht verstanden sind.

Andere Faktoren, die das Risiko von Nackenbeschwerden beeinflussen, sind kontrollierbar, etwa die folgenden:

- **Rauchen und Aufenthalt in verrauchter Umgebung** erhöhen das Risiko von Nackenbeschwerden, da dadurch der Sauerstoffgehalt im Gewebe verringert wird und dies zu Problemen an Muskeln oder Skelett führt (ibd.).

- **Stress am Arbeitsplatz,** unter anderem, wenn hohe Leistungsmengen gefordert sind, bei geringen Sozialkontakten, Arbeiten in Sitzhaltung, sich ständig wiederholenden Arbeitsgängen und bei Präzisionsarbeit, bei all diesen ist das Risiko von Nackenbeschwerden (Côté et al., 2008) erhöht.

- **Teilnahme an körperlichen Aktivitäten** schützt uns vor Nackenbeschwerden, denn regelmäßig Sporttreibende sind im Allgemeinen fitter und widerstandsfähiger, und haben bessere Prognosen bei der Genesung und Behebung von Nackenbeschwerden (Hogg-Johnson et al., 2008).

Überraschenderweise fand die Projektgruppe keine Belege dafür, dass die allgemeinen degenerativen Veränderungen in der Halswirbelsäule einen Risikofaktor darstellen, der zu Nackenschmerzen führt (ibd.). Der Ausdruck „allgemeine degenerative Veränderungen" bezieht sich auf die allmähliche Abnutzung der Knorpelpolster zwischen den Gelenken, die mit zunehmendem Alter voranschreitet. Dieses Leiden, *Arthrose* genannt, ist, als normale „Verschleißerscheinung", die häufigste Form der Arthritis. Diese altersbedingten arthritischen Veränderungen gehören zu den natürlichen Phänomenen des Lebens, und mit fünfzig bis sechzig Jahren haben die meisten Menschen degenerative Veränderungen an ihrer Wirbelsäule (Haldeman, 2008). Meistens ist das ein gutartiger Prozess. Allerdings werden diese unvermeidlichen Veränderungen üblicherweise als degenerative *Gelenkerkrankung* typisiert, was nach einer furchteinflößenden Diagnose klingt, für etwas, das doch im Allgemeinen nur eine harmlose Begleiterscheinung des Älterwerdens ist. Wenn wir etwas als „Erkrankung" abstempeln, ist es natürlich, dass wir nach einer Heilmethode suchen, und es gibt Unmengen von Literatur, die von der Annahme ausgehen, dass anhaltende und behindernde Schmerzen im Nacken mit den degenerativen Veränderungen der Halswirbelsäule zusammenhängen. Aber da die Projektgruppe keine Anhaltspunkte fand, die dies belegen, entwickelten sie einen neuen Ansatz, wie man die Schmerzen betrachten und einordnen kann.

Neues Begriffsmodell für Nackenschmerzen

Anstatt Nackenschmerzen als Krankheit zu sehen, was viele Menschen zu einer vergeblichen Suche nach magischen Heilkuren antreibt, regte die Projektgruppe eine Verschiebung des Blickwinkels an, indem wir diese Beschwerden einfach als ein durch Risikofaktoren begünstigt auftretendes Phänomen betrachten, von denen wir etliche aber unter unserer Kontrolle haben. Auf der Grundlage umfangreicher Forschungen konzentriert sich das neue Begriffsmodell darauf, den Einzelnen zu befähigen, an seiner eigenen Gesundheitspflege mitzuwirken.

In anderen Worten, wenn Sie wie die große Mehrheit der an Nackenschmerzen Leidenden sind, gibt es Schritte, die Sie zu Ihrem Schutz selbst unternehmen und so verhindern können, dass die Beschwerden Ihr Leben beeinträchtigen. Beispielsweise fand die Projektgruppe heraus, dass im Prinzip alles guttut, was Sie in Bewegung hält, einschließlich sportlicher Betätigung und manueller Therapien. Letztere sind ein Sammelbegriff für handfeste physiotherapeutische Maßnahmen wie Massagen, Lymphdrainage, myofasziale Triggerpunktauflösung und Chiropraktik.

Im Gegensatz dazu ist normalerweise alles, was Sie von Bewegung abhält, nicht so gut, Halskrause und Bettruhe eingeschlossen. Einige weitere Behandlungen scheinen ebenfalls Erfolg versprechend, wie die Projektgruppe anmerkte (Haldeman et al., 2008), wie z. B. Aufklärungsvideos, Niedriglasertherapie und Akupunktur. Maßnahmen mit dem Ziel, die Funktionsfähigkeit und Wiederaufnahme der Arbeit so schnell wie möglich wiederherzustellen, waren im Allgemeinen erfolgreicher als Maßnahmen ohne dieses Ziel.

An oberster Stelle der Selbsthilfemaßnahmen rangieren das Rauchen aufgeben, körperlich aktiv bleiben und positive Gedanken hegen. Untersuchungen zeigen, dass Menschen mit schwacher psychischer Gesundheit, die anfällig sind für Sorgen und Ärger oder bei Nackenschmerzen leicht frustriert werden, schlechtere Prognosen haben, während diejenigen, die optimistischer sind und einen zuversichtlichen und selbstbewussten Problemlösungsstil haben, auch eher eine Schmerzlinderung erfuhren (Côté et al., 2008). Besonders heilsam kann Yoga sein, da er sowohl die körperliche Aktivität fördert als auch Stress abbaut und die Stimmung aufhellt.

Alarmsymptome

Während Eigenmaßnahmen für die meisten von Nackenschmerzen Betroffenen die beste Therapie sind, mögen gewisse Alarmsymptome Anzeichen einer ernsthaften Erkrankung – wie Krebs, Frakturen oder Infektionen – sein und eine medizinische Untersuchung erfordern. Es ist ratsam, einen Arzt aufzusuchen, sobald Ihre Nackenbeschwerden Ihnen Sorgen machen, und es ist ganz wesentlich, sich in medizinische Behandlung zu begeben, wenn Sie folgende Alarmsymptome haben:

- Taubheit, Kribbeln oder Schwächegefühl im Arm oder in der Hand

- Schmerzen, die von einer Verletzung, einem Unfall oder Schlag herrühren

- Geschwollene Drüsen oder Klumpen im Hals

- Schwierigkeiten beim Schlucken oder Atmen

Konsultieren Sie ebenfalls Ihren Arzt, wenn Sie an einer Erkrankung leiden, die Sie anfällig gegenüber schweren Halsverletzungen macht, wie etwa nach einer Halsoperation, Krebsvorgeschichte, entzündlicher Arthritis oder Knochenschwund aufgrund von Osteoporose oder Einnahme von Kortikosteroiden.

Wie Yoga helfen kann

Yoga ist ein tiefgründiges System ganzheitlichen Heilens, das vor über 5000 Jahren in Indien seinen Ursprung nahm. Das Wort „Yoga" ist von dem klassischen Sanskritwort *yuj* abgeleitet, was „Joch" oder „vereinigen" bedeutet, und die Praktiken dienen dazu, viele Dinge zu vereinheitlichen. Grundsätzlich hilft Yoga, Körper und Geist zu vereinen. Auf einer tieferen Ebene strebt Yoga die Vereinigung des Individuellen mit dem Universellen an.

Wenn Menschen im Westen von Yoga sprechen, meinen sie gewöhnlich *Hatha-Yoga,* einen Zweig dieser althergebrachten Disziplin, der sich mit Körperstellungen, Atemübungen und Meditation befasst. Im Hatha-Yoga lernt man, wie man sich entspannt und Stress loslässt, aber auch wie man eine schwache Muskulatur stärkt und verhärtete Muskeln dehnt. Ebenso hilft Yoga zu einem besseren Gleichgewicht und integriert Seele, Körper und Geist, so dass die Energie besser in Fluss kommt und die natürlichen körpereigenen Heilprozesse stimuliert werden.

Ein verbreitetes Missverständnis besteht darin, dass man für Yoga fit und gelenkig sein muss, sich zu einer Brezel verknoten und auf dem Kopf stehen muss. Ein häufiger Kommentar, den ich zu hören bekomme, wenn ich den Leuten sage, dass ich Yoga lehre, lautet: „Ach, das könnte ich nie; ich bin nicht gelenkig genug", worauf ich meistens antworte: „Das ist so, als ob Sie denken, Ihr Haus wäre zu durcheinander, um eine Haushaltshilfe zu engagieren."

Eigentlich ist die einzige Voraussetzung, um Yoga zu praktizieren, atmen zu können! Ich habe vielen Leuten in ganz verschiedenen gesundheitlichen Verfassungen Yoga beigebracht, Menschen mit Krebs, Herzerkrankungen, Osteoporose, Arthritis, Blindheit, Fibromyalgien, Kreuzschmerz, kongestiver Herzinsuffizienz und Beinamputation. Obwohl so fortgeschrittene Positionen wie Kopfstand für einige Menschen zu ihrer Yogapraxis dazugehören, sind sie keineswegs nötig. Ihre Yogaübungen sollten auf Ihre eigenen Fähigkeiten und Bedürfnisse zugeschnitten sein. Für viele Menschen bedeutet Yoga einfache, doch tief wirksame meditative Bewegungen, die jeder ausführen kann.

Yoga ist Medizin

Wer das Wort Medizin hört, stellt sich meistens etwas Stoffliches vor, eine Pille zum Einnehmen, eine Flüssigkeit zum Schlucken oder eine Injektion, die man ertragen muss. Einige denken bei Medizin auch an chirurgische Eingriffe, an Untersuchungsverfahren per Gerät, an die hoch entwickelte Technik, mit der Diagnosen erstellt werden, um dann die Krankheit zu behandeln. Aber die Yogatradition geht von der Erkenntnis einer Wahrheit aus, die auch die moderne Medizin nur bestätigen kann: Einfache Bewegungen vollbringen tief greifende Heilwirkungen. Heutzutage wird dieses Wissen sowohl von traditionellen Heilern wie auch von modernen Wissenschaftlern anerkannt, von Ärzten in

Ost und West gleichermaßen: Geeignete Bewegungen steigern die Gesundheit, während mangelnde Aktivität sie beeinträchtigt. In anderen Worten, Bewegung ist Medizin. Und zwar eine, die erstaunlich effektiv ist, die nichts (oder nur wenig) kostet, mit geringem Risiko, überall jederzeit erhältlich und gesellschaftlich akzeptiert ist, und einfach anwendbar. Die häufigste „Nebenwirkung", die auftritt, ist, dass man sich besser fühlt und besser aussieht. Der Direktor des *National Institute of Aging* (Institut für Altersforschung) Dr. Robert Butler sagt sogar öfters gern: „Wenn Körperertüchtigung in eine Pille gepackt werden könnte, wäre es die am häufigsten verschriebene und nützlichste Medizin der ganzen Nation" (Butler, 2009). Alles, was es braucht, und was der Gesundheit am besten nutzt, ist regelmäßige Übung.

In den letzten Jahrzehnten hat die westliche Medizin zunehmend erkannt, dass die Heilwirkung der Bewegung und Verschreibung von körperlicher Betätigung eine sichere und effektive Behandlung darstellt, die eine Vielzahl von krankhaften Störungen verhindern, lindern und manchmal sogar kurieren kann. Handfeste wissenschaftliche Belegdaten (*U.S. Department of Health and Human Services, 2008*) dokumentieren den therapeutischen Nutzen der Körperertüchtigung in Bezug auf die Risiken und Heilprozesse von mehr als zwei Dutzend Leiden, einschließlich Herzkrankheiten, Diabetes, bestimmter Krebsarten (Darm, Brust, Bauchspeicheldrüse, Prostata), Bluthochdruck, Arthrose, Depression, Osteoporose, hohe Cholesterinwerte, Schlaganfall, Asthma, Schlafapnoe und sogar sexuelle Dysfunktion.

Körperliche Betätigung in Form von Stellungen und Atemübungen ist ein zentraler Bestandteil des Yoga, aber die Praktiken sind viel mehr als nur ein Gymnastiktraining. Yoga ist eine kraftvolle Form der Geist-Körper-Medizin, die die Gesundheit ganzheitlich angeht, in der Erkenntnis, dass

> Angemessene Bewegung fördert die Gesundheit, während Nichtstun sie beeinträchtigt.

körperliche Leiden auch emotionale und spirituelle Komponenten haben. Beispielsweise kann ein Nackenschmerz auf eine ganze Palette von ursächlichen Faktoren zurückgehen, angefangen von einer schlechten Haltung über schwache Muskulatur bis zu wiederkehrenden Verhaltensmustern bei Stress, Sorgen oder Angst. Yoga basiert auf einer Wertschätzung der Verbundenheit aller Aspekte unseres Seins und strebt danach, die ganze Spannbreite der Faktoren, die sich auf unsere Gesundheit auswirken, zu integrieren und miteinander in Einklang zu bringen. Im Kern ist Yoga ein umfassendes System zur Selbstentfaltung und Transformation.

Yoga bietet eine Vielzahl von Techniken zur Heilung, hier einige davon:

Körperstellungen: Die Yogastellungen dehnen und stärken Ihren Körper auf der Grundlage von Ausgleichsprinzipien, die eine einwandfreie Haltung und gesunde Bewegungsmechanismen lehren. Wenn Sie kraftvoll, beweglich und ausgeglichen geworden sind, befähigt das den Körper, den Herausforderungen des Alltags mit Leichtigkeit zu begegnen und Spannungen loszulassen, und so werden Durchblutung und Energiefluss gesteigert.

Atemübungen: In einer Gesellschaft, wo die Bevölkerung zu flachen „Brustatmern" wird, ist es besonders wertvoll, sowohl in physiologischer als auch in psychologischer Hinsicht, wenn wir tief und vollständig atmen lernen. Wenn wir die Luft bis in die untersten Schichten der Lunge einatmen, wo der Sauerstoffaustausch am effektivsten ist, löst das eine Kaskade von Veränderungen aus: Der Herzschlag verlangsamt sich, der Blutdruck fällt ab, die Muskeln entspannen, die Nervosität verschwindet und die Gedanken beruhigen sich. Im Gegensatz dazu kann die Brustatmung zu Nackenbeschwerden führen oder sie sogar auf die Spitze treiben, weil sie zusätzlich die an der Atmung beteiligten Muskeln in der Halsregion, etwa die Skalenusmuskulatur, zur Hebung der Brust beanspruchen, und so entsteht Druck auf die Halswirbelsäule (siehe Kapitel 2, Abbildung 2.3, die diesen Bereich zeigt).

Achtsamkeit: Yoga ist eine Übung in Achtsamkeit, wir lernen, wie wir in jedem Moment anwesend und in unserem Körper gegenwärtig sein können. Das kann eine ganz schöne Herausforderung sein, da die meisten Menschen in der heutigen Welt überwiegend im Kopf leben und die Signale aus dem restlichen Körper so sehr ignorieren, dass er erst vor Schmerzen aufschreien muss, bevor wir ihn beachten. Yoga wirkt dieser Tendenz, vom Hals nach oben zu leben, entgegen, indem wir durch den Atem eine Verbindung zwischen Geist und Körper herstellen können. Die Übungen laden uns ein, unsere Aufmerksamkeit nach innen zu wenden und zu erkennen, wo wir gewohnheitsmäßig Spannungen halten und wie wir sie lösen können.

Meditation: Viele unter uns neigen dazu, endlos dahinratternde Gedanken im Kopf zu unterhalten: *Was ist das Nächste auf der Liste, das ich erledigen muss? Habe ich den Herd ausgestellt? Was wohl heute Abend im Fernsehen kommt?* Das ist ein Zustand chronischer mentaler Geschäftigkeit, den viele Meditationslehrer den „Affengeist" nennen. Die Meditation ist ein wirksames Instrument, den aufgeregten Geist zur Ruhe zu bringen, indem wir ablenkende (und oft Befürchtungen und Ängste erzeugende) Gedanken beiseitelassen und unsere Aufmerksamkeit und Achtsamkeit in den gegenwärtigen Moment bringen.

Diese verschiedenen Instrumente haben eine synergistische Wirkung. In seinem Buch *Yoga als Medizin* schreibt Dr. Timothy McCall (2007, S. 4): „Sie dehnen und kräftigen Ihre Muskulatur, und das beeinflusst den Kreislauf, die Verdauung und die Atmung. Sie beruhigen und kräftigen das Nervensystem, und das beeinflusst den Geist. Sie kultivieren Seelenfrieden, und das beeinflusst das

Nervensystem, das Immunsystem und das Herzkreislaufsystem. Yoga sagt, wenn du klar hinschaust, wirst du sehen, dass alles an dir mit allem anderen verbunden ist."

So sollte es uns nicht überraschen, wenn Yogatherapeuten ihren Klienten nicht einfach nur sagen: „Üben Sie die folgende Haltung und rufen Sie mich dann morgen wieder an." Das Praktizieren der Körperhaltungen ist extrem vorteilhaft zur Vorbeugung und Linderung von Nackenschmerzen und anderen krankhaften Zuständen, aber zu wirklicher Heilung gehört nicht nur, was Sie auf der Matte tun, sondern auch, wie Sie Ihr Leben leben. Wenn Sie, sobald Sie die Yogamatte verlassen haben, die Schultern wieder hängen lassen oder anspannen, sind die Fortschritte geringer, als wenn Sie die Yogalehren in Ihre täglichen Aktivitäten mitnehmen. Beispielsweise können Sie die Achtsamkeit auf Ihre Haltung beim Sitzen und Stehen den ganzen Tag beibehalten; anstatt den Telefonhörer zwischen Schulter und Ohr zu klemmen, können Sie Kopfhörer und Freisprechanlagen benutzen; und wenn Sie Stress empfinden, machen Sie einige tiefe, langsame Atemzüge, das sind die Grundlagen, um die Yogapraxis in Ihr Leben zu integrieren.

Im Yoga lernen wir auch, dass es nicht nur darauf ankommt, *was* wir tun, sondern *wie* wir es tun. Das ist ganz entscheidend. Anders als die westliche Leistungsmentalität, die besagt, dass je mehr wir uns anstrengen, umso besser die Ergebnisse sind, gehen wir im Yoga tiefer, aber nicht indem wir uns *mehr anstrengen*, sondern durch „spielerisches Herangehen", indem wir neugierig erkunden, was in der Übung geschieht, und das kultiviert die Fähigkeit zu entspannen, sich befreien und loslassen zu können. Im Yoga werden Sie ermutigt, Anstrengung mit Hingabe, Mut mit Vorsicht auszugleichen – sich Aufgaben zu stellen, aber *niemals* sich zu überlasten. Beim Yoga gilt, dass das Lernen, wie etwas „nicht tun", genauso wichtig ist (und für einige Menschen noch wichtiger), wie das Lernen, wie wir etwas „tun" (siehe Kapitel 5, „Wie man übt"). Anstatt uns mit Muskelkraft in eine Yogapose zu lavieren, lernen wir, in die Haltung hinein zu entspannen – mit Hilfe der Schwerkraft, der Geduld und des Atems –, und wir lassen zu, dass die Haltung sich vertieft und entfaltet.

Mit der Zeit und regelmäßigem Üben können die Lektionen, die im Yoga erlernt wurden, sich auf Ihr weltliches Leben auswirken. Wenn der Chef zu Ihnen ins Büro kommt und Ihnen eine dringende Aufgabe aufhalst, stellen Sie vielleicht fest, dass Sie, anstatt in alter Gewohnheit die Schultern hochzuziehen und die Zähne zusammenzubeißen, erst einmal innehalten und einen langsamen, tiefen Atemzug machen und dann bewusst die Schultern lockern. Oder, wenn Sie bei einem Flug in Turbulenzen kommen, die das Flugzeug ins Wackeln bringen, schließen Sie vielleicht die Augen, gehen mit Ihrer Aufmerksamkeit in den Atem und beginnen, Ihre Ausatmung zu verlängern, was Körper und Seele zur Ruhe bringt. Im Yoga lernen wir entspannen und atmen, indem wir uns auf der Matte in anspruchsvolle Haltungen begeben, so dass wir die erworbenen Fähigkeiten dann anwenden können, wann immer uns im täglichen Leben herausfordernde Situationen begegnen, und so unser gesundes Gleichgewicht wahren.

> Bringen Sie Anstrengung und Hingabe, Mut und Vorsicht ins Gleichgewicht – fordern Sie sich, aber überlasten Sie sich nie. Lernen, wie wir etwas „nicht tun", ist genauso wichtig, wie lernen, etwas zu „tun".

Die Indizien sondieren

Im Westen sind medizinische Untersuchungen zum therapeutischen Nutzen des Yoga relativ neu, dafür boomen sie zurzeit umso mehr – mit über tausend Erhebungen zum Thema Yoga in der Datenbank *PubMed* der *National Library of Medicine* (www.ncbi.nlm.nih.gov/pubmed). In den Vereinigten Staaten sind derzeit mehr als 65 staatlich und privat geförderte klinische Versuchsreihen im Gange, die

die Nutzeffekte des Yogas bei einer Vielzahl von Beschwerdezuständen erforschen, unter anderem bei Schlaflosigkeit, Herzinsuffizienz, Kopfschmerz bei Kindern, Epilepsie, Diabetes, Fettleibigkeit, Hitzewallungen, Arthritis, posttraumatischem Stress-Syndrom und Nikotinsucht (ClinicalTrials.gov, www.clinicaltrials.gov, s.v., „Yoga").

Und die zunehmenden Veröffentlichungen belegen, dass durch Yoga eine große Bandbreite von Störungen behoben werden kann, dazu gehören chronische Kreuzschmerzen, Hypertonie, Reizdarmsyndrom, Menopause und Klimakterium, Depressionen, Angstzustände, Fibromyalgie, Karpal-Tunnel-Syndrom und neurotische Zwangsstörungen. Die Auswirkungen von Yoga auf Nackenschmerzen waren bisher noch nicht Gegenstand von wissenschaftlichen Veröffentlichungen, aber die deutlichen Indizien für die Wirksamkeit bei der Behebung von Rückenschmerzen lassen hoffen, dass die Forschung die Selbstheilungseffekte des Yoga schließlich auch bei Nackenschmerzen bestätigen wird (Sherman et al., 2005).

Ein klarer Vorteil des Yoga, über den sich die meisten Experten einig sind, liegt in der Stressreduzierung, die extrem wichtig ist, da 60 bis 90 Prozent aller Arztbesuche in den Vereinigten Staaten mit Stressbeschwerden zu tun haben (Benson, 1996). Es hat sich gezeigt, dass Stress vielfältige Auswirkungen auf unser Gefühlsleben, unsere Stimmungen und unser Verhalten hat. In ihrem Buch *Self-Nurture* beschreibt die Expertin der Geist-Körper-Medizin Alice D. Domar, wie „chronischer Stress ständig hohe Dosen an Stresshormonen freisetzt (zum Beispiel Adrenalin und Cortisol), die zu erhöhtem Blutdruck oder Pulsschlag führen, zu vermehrtem Sauerstoffbedarf, zur Schwächung des Immunsystems und anderen physiologischen Ungleichgewichten und die schließlich symptomatisch werden oder sogar in ausgeprägten Krankheitsbildern enden". Domar bezeichnet Yoga als „potenten Ansatz [...] zur Entspannung und Neubelebung von Geist und Körper" (S. 42), und sie schreibt, viele ihrer Patienten „berichten, dass Yoga eine der effektivsten Methoden zur Behebung von Stress sei, die sie je praktiziert haben" (S. 112).

Yoga als Therapie

Yoga wird im modernen medizinischen Umfeld zunehmend als unterstützende Therapie für eine große Bandbreite gesundheitlicher Störungen eingesetzt – von Herzerkrankungen bis zu Hitzewallungen. Einige Pioniere unter den Gesundheitszentren (wie etwa *Duke Integrative Medicine*, wo ich Yogatherapie anbiete), aber auch Kliniken und Privatstudios bieten für den Einzelnen maßgeschneiderte Yogasitzungen an, die als *Yogatherapie und Individualtherapie* bezeichnet werden. In diesen Eins-zu-eins-Einzelsitzungen passt der Yogatherapeut die Übungen Ihren speziellen Bedürfnissen an und stellt Ihnen Ihr ganz persönliches Yogaprogramm für das Üben zu Hause zusammen. Normalerweise umfasst das die Yogastellungen, Atemübungen und Entspannungstechniken. Der therapeutische Yoga kann für Menschen, die nicht regulär an einer Gruppe teilnehmen können, besonders hilfreich sein, oder wenn Sie spezielle Anliegen haben, etwa Fibromyalgie, Bluthochdruck oder Asthma. Das Ziel solcher Sitzungen ist, Ihnen Mittel auf dem Weg zu besserer Gesundheit und Wohlsein an die Hand zu geben.

Hinzu kommt, dass eine wachsende Anzahl von Krankenhäusern auch „Wellnessbereiche" unterhalten, in denen Yogakurse angeboten werden, sowohl für das allgemeine Wohlbefinden als auch abgestimmt auf spezifische Gruppen wie z. B. für Patienten nach einer Brustkrebsbehandlung, für Patienten mit MS, Herzleiden und chronischen Schmerzen und für Jugendliche mit Essstörungen. Therapeutisch orientierte Yogakurse basieren gewöhnlich auf einem sanften Yogastil. Es ist wichtig, zu wissen, dass es viele verschiedene Schulen und Richtungen im Yoga gibt – einschließlich einiger höchst anspruchsvoller. Beispielsweise ist Ashtānga-Yoga sehr athletisch, während Kripālu-Yoga eher sanft ist.

Es ist durchaus eine gute Sache, wenn Sie Ihre Praxis anhand dieses Buches auch durch Besuche von Yogakursen ergänzen, sofern diese für Sie geeignet sind und von gut ausgebildeten und erfahrenen Yogalehrern geleitet werden.

Unglücklicherweise gibt es, bedingt durch die steigende Beliebtheit des Yoga, auch Angebote, die unter der Bezeichnung Yoga laufen, aber eigentlich eher Gymnastikkurse mit „Yogaaroma" sind, gehalten von Kursleitern, deren eigene Ausbildung in der Teilnahme an einem Yogawochenendworkshop bestand. (Im Quellenanhang finden Sie Angaben zu qualifizierten Yogalehrern und -schulen.) Wenn Sie an einer zahlenmäßig großen Yogagruppe teilnehmen, die vom Leistungsstand her zu fortschritten für Sie ist, oder von einem unerfahrenen oder nicht genügend ausgebildeten Lehrer geleitet wird, besteht die Gefahr, dass Sie sich Schaden zufügen. Fragen Sie die infrage kommenden Lehrer, wie lange sie schon Yoga unterrichten, wo sie gelernt haben und, genauso wichtig, wie lange sie selbst schon *Yoga praktizieren* und ob sie eine persönliche Yogaübung haben. Authentische Yogaunterweisung wurzelt in der eigenen Yogapraxis des Lehrenden, und die besten Yogalehrer *leben* ihr Yoga, auf der Matte genauso wie im täglichen Leben. Ein geübter Yogalehrer wird *keinen* militärischen Drill abhalten, sondern als Vermittler wirken und Ihnen die Richtung zu Ihrem eigenen „inneren *Guru*", Ihrem Lehrer, aufzeigen und Ihnen zur Seite stehen, damit Sie herausfinden können, was am besten für Sie funktioniert.

Das Herzstück aller Praxis

Obwohl die Yogaübungen dazu gedacht sind, unser Wohlbefinden zu steigern, wird die bessere Gesundheit in der Yogatradition nicht als Selbstzweck verstanden, sondern vielmehr als eine notwendige Voraussetzung, um mit dem Geistigen in geeigneter Weise in Verbindung zu treten. Die traditionellen Yogīs sahen Krankheit als Hindernis für die Erleuchtung an. Schließlich ist es schwierig, in der Meditation still zu sitzen und sich mit dem Göttlichen zu vereinigen, wenn wir hämmernde Kopfschmerzen oder einen steifen Hals haben. In ähnlicher Weise können Yogastellungen und

Atemübungen, wenn Krankheit oder Sitzgewohnheiten uns zu sehr geschwächt und zu ungelenkig gemacht haben, um locker und bequem zu sitzen, uns dabei helfen, wieder gesund und kräftig genug zu werden, damit wir still sitzen und meditieren können. Der Körper gilt als Tempel der Seele, und die Yogapraxis hilft, dieses kostbare Gefäß in bestem Zustand zu halten.

Der Schwerpunkt der Yogapraxis liegt auf der Beruhigung des Geistes. Im *Yogasūtra* des Patañjali (zwischen dem 2. Jahrh. v. Chr. und dem 4. Jahrh. n. Chr. entstanden), in dem die Yogalehren in einem Text aus 195 kurzen Aphorismen niedergelegt sind, heißt es: „Yoga ist die Stillung der Bewegungen des Geistes" (I. 1).

Da ein friedvoller, gleichbleibender Geist wesentlich für unser Wohlbefinden ist, dienen die vielen Instrumente des Yoga insgesamt dazu, den Geist zur Ruhe zu bringen und sich seine Kraft dienstbar zu machen für physische, psychologische, emotionale und spirituelle Heilung.

> Yoga ist die Stillung der Bewegungen des Geistes.

Wenn Geist und Körper in Frieden sind, ist es viel leichter, jene „stille, leise Stimme" des Herzens zu vernehmen. Ebenso wie wir bei Windbewegungen nicht bis auf den Grund des Sees sehen können – weil der Wind das Wasser aufwühlt –, kann es schwierig sein, mit unserem Geist in Verbindung zu kommen, wenn wir physisch und emotional unruhig sind. Aber wenn sich alles beruhigt und friedlich geworden ist, können wir klar bis zum Grund des Sees und bis in die innersten Winkel unseres Herzens schauen.

In der yogischen Tradition wird der Geist oft als unser „wahres Selbst" oder „höchste Natur" bezeichnet. Diese Lehren halten daran fest, dass der Geist eines jeden von gleicher Beschaffenheit ist – und zwar formlos, unsterblich und glückselig. Die geläufige indische Grußformel *Namaste*, die vielfach zum Beenden des Yogakurses benutzt wird, kommt aus dem Sanskrit und bedeutet soviel wie „Ich ehre dich". Aber die ausführlichere Bedeutung dieser einfachen Begrüßung ist wie folgt:

Ich ehre in dir den Ort, der derselbe ist in mir.
Ich ehre in dir den Ort, in dem das gesamte Universum wohnt.
Ich ehre in dir den Ort der Liebe, des Lichtes, der Wahrheit
   und des Friedens.
Wenn du in dem Ort in dir weilst, und ich in dem Ort in mir,
   Sind wir eins.

Quelle unbekannt.

Bitte beachten Sie, dass Yoga *keine* Religion ist, auch wenn es eine spirituelle Dimension hat. Sie brauchen nicht an bestimmte Gottheiten zu glauben oder überhaupt an Gott zu glauben, um Yoga zu praktizieren. Es befinden sich Menschen aller Glaubensrichtungen, aber auch Agnostiker und Atheisten, unter denen, die Yoga regelmäßig praktizieren. Und es ist völlig in Ordnung, wenn Sie die Aspekte aus dem Yoga übernehmen, die Sie ansprechen, und das Übrige beiseitelassen. Die Übungen an Ihre Bedürfnisse anzupassen, meint nicht nur die yogischen Körperstellungen, sondern gilt auch für die spirituelle Dimension.

Wie Sie mit diesem Buch arbeiten

Wenn Sie wie die meisten Menschen Yoga für Gymnastikübungen halten und sich dieses Buch geschnappt haben, um einige „heilsame Bewegungen" zu lernen, bleiben Sie dran. In Kapitel 5 finden Sie jede Menge Yogaposen oder -stellungen abgebildet, in Kapitel 4 eine detaillierte Anleitung für die korrekte Haltung beim Sitzen und Stehen, und Kapitel 6 bietet Ihnen kurz gefasst einen „Nackencheck" – für leichte, mitnehmbare Yogaübungen mit oder ohne Matte.

Inzwischen hoffe ich, dass Sie verstehen, wie tief greifend die Heilwirkung des Yoga sein kann, indem er Körper, Seele und Geist zusammenbringt. Kapitel 2 behandelt Nacken- und Schulterschmerzen aus der Perspektive des physischen Körpers – wir gehen ein auf Anatomie, Körperhaltung und Gelenke – und gibt Einblicke, auf welche Weise die Yogapraxis Abhilfe schaffen kann. In Kapitel 3 geht es um den Einfluss von Emotionen und Stress auf den Halsbereich, und um die yogische Sicht des „Energiekörpers", mit praktisch anwendbaren Strategien, die wir erwerben können, um die gewohnten stressbedingten Verhaltensmuster zu identifizieren und loszulassen. Wenn Sie möchten, überspringen Sie das eine oder andere Kapitel nach Belieben, etwa wenn Sie sofort mit den Yogastellungen und Übungsanleitungen beginnen wollen. Später sollten Sie jedoch auf die Grundlagenkapitel zurückkommen, um sich ein umfassendes Verständnis der Yogalehren anzueignen, zur Vertiefung Ihrer Praxis und zur Steigerung der Heilwirkung.

2

Das Innere der Geschichte:
Anatomie, Haltung und Schmerzen

Wenn Sie je ein Krabbelkind beobachtet haben, wie es laufen lernt, haben Sie einen Eindruck von dem heiklen Balanceakt, der nötig ist, um einen schweren Kopf oben auf dem senkrechten Rückgrat zu halten. Der Hals ist wie ein schlankes Leitungsrohr, das Kopf und Rumpf verbindet, und er muss für seine wichtige Aufgabe, den Schädel mitsamt seiner kostbaren Fracht des Gehirns und der Sinnesorgane zu tragen, gleichzeitig stark und biegsam sein. Mit seinem hochkomplexen Aufbau ist der Hals so angelegt, dass der Kopf in verschiedene Richtungen gewendet werden kann, um den Augen, Ohren, der Nase und dem Mund ihre Aufgaben zu erleichtern.

Ob wir nun einen einfachen Vorgang ausführen, wie etwa eine Mahlzeit zu uns nehmen, oder ein kompliziertes Manöver, wie etwa ein Wildschwein jagen, einen Reifen wechseln oder Tango tanzen, der Hals muss sich vorbeugen, zur Seite neigen, nach hinten krümmen, nach links und rechts drehen können, und all diese Bewegungen auch in Kombination, manchmal in schneller Folge hintereinander. Sogar „nichts tun", beispielsweise einfach dasitzen und fernsehen, kann für den Hals anstrengend sein, weil er immerhin noch den Kopf tragen muss. Abhängig von der Biegsamkeit des Halses, der unentwegt dafür sorgt, dass der schwere Kopf oben bleibt, entsteht eine ganze Bandbreite von Stress und Belastungen. Schmerzen im Nacken und damit zusammenhängende Verspannungen breiten sich oft zu angrenzenden Körperteilen aus, zum Kopf, Gesicht, Kiefer, Rücken, in die Schultern und Arme. Einige Grundkenntnisse unserer Anatomie und ein Blick darauf, welches unsere Haltungs- und Bewegungsmuster sind, zeigen die Ursachen der Beschwerden im Nacken- und Schulterbereich ebenso wie Strategien für eine dauerhafte Gesundung.

Das Rückgrat

Eine Säule aus zylindrischen Knochen, Wirbel genannt, erstreckt sich vom Hinterkopf bis zum Becken, aufgereiht wie die Perlen auf einer Schnur. Jeder Wirbel besteht vorn aus einem starren Teil, dem *Wirbelkörper*, und dahinter einem Freiraum, durch den geschützt das Rückenmark verläuft. Zusammen mit dem Gehirn bildet das Rückenmark unser zentrales Nervensystem, das die Aktivitäten aller Körperteile koordiniert.

Zwischen den Wirbeln liegen die Bandscheiben, dicke Polster aus Knorpelmasse mit gelartiger Mitte, die als eine Art Stoßdämpfer fungieren und die Beweglichkeit im Rücken erleichtern. Ein komplexes System aus Muskeln und Bändern hält alles zusammen.

Die Wirbel sind in Größe und Form unterschiedlich, von den größeren Knochen unten bis zu den kleineren weiter oben. Sie lassen sich in vier Hauptbereiche unterteilen:

Sacrum oder Kreuzbein: Das Kreuzbein ist ein dreieckiger Knochen an der Basis der Wirbelsäule, der aus fünf verbundenen, zusammengewachsenen Wirbeln besteht. Das Anhängsel darunter ist das Steißbein.

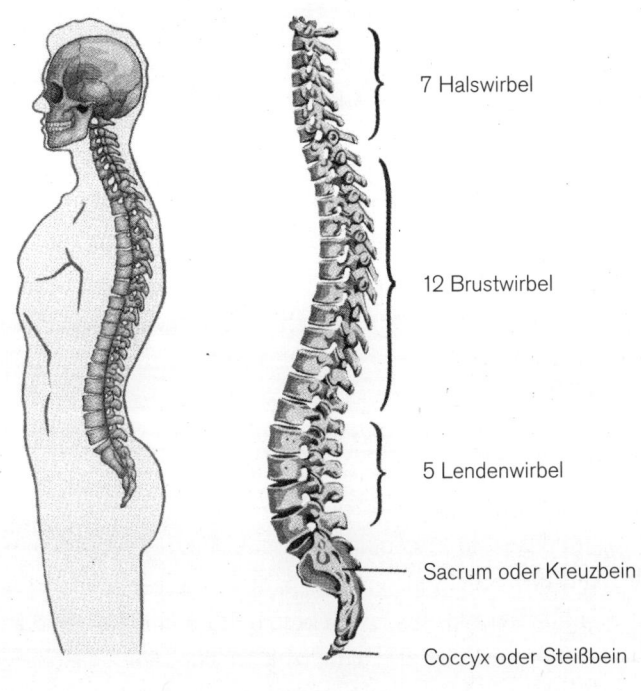

7 Halswirbel

12 Brustwirbel

5 Lendenwirbel

Sacrum oder Kreuzbein

Coccyx oder Steißbein

Abbildung 2.1 Die Wirbelsäule

Lende: Fünf Lendenwirbel tragen den unteren Rücken.

Brustkorb: Zwölf Brustwirbel im Brustbereich, die mit den Rippen verbunden sind.

Hals: Sieben Wirbel tragen den Hals, wobei die beiden an der Spitze, C1 und C2, für die Verbindung und Beweglichkeit des Schädels sorgen. Der oberste, C1, sitzt direkt unter dem Schädelansatz und hat den „Spitznamen" Atlas, nach der mythologischen Gestalt, die von Zeus gezwungen wurde, die Erde und den Himmel auf den Schultern zu tragen. C2 bildet die

45

Achse, um die C1 und der Schädel sich drehen, wenn wir den Kopf wenden. Der Höcker, den wir im Nacken fühlen können, wenn wir das Kinn zur Brust senken, ist der unterste der Halswirbel, C7.

Vier natürliche Kurven geben dem Rückgrat Stärke und Elastizität und sorgen für die nötige Federung, um Stöße zu dämpfen. Von der Seite her gesehen verlaufen die Kurven der Halswirbelsäule oben und der Lendenwirbelsäule unten nach innen, während die Brustwirbelsäule und das Kreuzbein nach außen gekrümmt sind.

Ein berühmter Spruch unter Yogaübenden lautet: „Du bist so jung wie deine Wirbelsäule", somit wird die Bedeutung dieses zentralen Kanals in unserem Körper betont und geehrt. Ein Großteil der Yogapraxis widmet sich der Stärkung, Elastizität und richtigen Haltung dieser beachtenswerten Struktur. In ihrem umfassenden Werk *Yoga and You* (1996, S. 49) beschreibt meine Lehrerin Esther Myers die Wirbelsäule als „den strukturellen, energetischen und nervenführenden Kern des Körpers. Sie ist die Achse, um welche wir uns orientieren und durch welche wir mit dem Boden verbunden sind. Wenn wir die Verbindung mit unserer Wirbelsäule spüren, sind wir mit dem Kern unseres Wesens verbunden, mit dem, wer wir sind, wo wir stehen und was wir glauben und wertschätzen."

Auch in unserer Sprache schlägt sich diese Bedeutung nieder, von einer schwachen Person sagen wir, sie habe „kein Rückgrat", und um jemandes Integrität zu loben, er habe „Rückgrat bewiesen". Um leistungsfähig zu sein und uns wirkungsvoll durch unsere viel beschäftigten Tage zu tragen, braucht unsere Wirbelsäule als Gegenleistung unsere Unterstützung, indem wir uns aufrecht halten und uns angemessen bewegen. Unglücklicherweise sind in unserer „sitzenden" Gesellschaft aber Haltungsschäden an der Tagesordnung.

Haltungsstress

Wenn wir Menschen beobachten, wie sie gehen, sitzen oder stehen, sehen wir schnell, warum so viele von uns an Rücken-, Nacken- und Schulterschmerzen leiden. Während die Beschwerden im Hals mitunter auch von einem Trauma verursacht sind, etwa durch einen Sportunfall oder ein Schleudertrauma durch einen Autoaufprall, bleibt die weitaus häufigste Ursache die Fehlbelastung der Muskeln und Bänder, die wiederum aus Fehlhaltungen herrührt. Zwei der verbreitetsten Haltungsschäden, die Yoga mildern und manchmal beheben kann, sind Asymmetrie und vorgestreckte Kopfhaltung.

Asymmetrie

Schauen Sie die Sohlen an einem alten Paar Laufschuhe an, die Sie oft und gern getragen haben. Sie werden feststellen, dass das Abnutzungsmuster Ihre Verhaltensgewohnheiten abbildet. Wenn Sie den Fuß zu sehr einrollen (*Überpronation*), sind die Sohlen an den Innenkanten stärker abgenutzt, und wenn Sie nicht genug einrollen (*Unterpronation*), sind sie an den Außenrändern stärker abgenutzt. Auch in Ihrer Körperstruktur spiegeln sich Wiederholungsmuster. Wenn Sie beispielsweise jahrelang Ihre Muskeln und Bänder auf eine bestimmte Art beanspruchen – dabei meist die eine Seite des Körpers bevorzugen –, werden Sie asymmetrisch, Ihr Körper gerät in eine Schieflage. Eine Schulter könnte höher sein als die andere, oder mehr nach vorn gerichtet. Manchmal ist diese Asymmetrie mit einer angeborenen Anomalie im Körperbau verbunden, bei der Skoliose beispielsweise, und damit außerhalb unserer Kontrolle. Aber häufig rühren die Asymmetrien von unseren Bewegungsgewohnheiten her, die wiederum meist mit unseren Vorlieben zusammenhängen, also welche Hand wir etwa als Führungshand benutzen. Da gibt es den rechtshändigen Kellner, der das Tablett stets links trägt, damit er die Teller oder Gläser mit der dominanten rechten Hand verteilen kann. Weitere Beispiele sind:

- schwere Handtaschen immer über derselben Schulter
- das Baby an derselben Hüfte
- das Telefon zwischen Schulter und Ohr festklemmen
- einseitiger Sport wie Golf, Bowling und Tennis
- Berufe, wie Maschinenbediener, Konzertgeiger und Anstreicher.

Im Laufe der Zeit können diese Wiederholungsmuster zu körperlichen Ungleichgewichten führen, die Schmerzen geradezu vorprogrammieren. Aus diesem Grund sind die Yogaübungen so angelegt, dass sie das Gleichgewicht im Körper wiederherstellen, damit wir so symmetrisch wie irgend möglich nach allen Seiten werden – rechts und links, vorne und hinten, oben und unten –, und Kraft und Flexibilität gleichmäßig verteilen. Auch für Menschen mit Skoliose und anderen Anomalien im Körperbau kann Yoga sehr heilsam sein, indem er entsprechend stärkt, was schwach ist, und dehnt, was kurz ist, und das Gleichgewicht und die Symmetrie im ganzen Körper fördert.

Der vorgestreckte Kopf

Ein weiteres Haltungsproblem, das Nackenschmerzen begünstigt, ist eine Fehlstellung zwischen Kopf und Schultern, ein Schiefhals nach vorn, auch „Streberhals" genannt, wo der Kopf aus den Schultern hervorragt und der Rücken oben gerundet ist. In unserer computerisierten Welt mit der vorherrschend sitzenden Lebensweise greift das immer mehr um sich.

Bedenken Sie: Fast alles, was wir tagsüber tun, krümmt den Rücken nach vorn. Ob wir mit Laptop oder Smartphone arbeiten, an einem Schreibtisch sitzen, körperliche Arbeiten wie Graben oder Sägen verrichten, oder im Haushalt kochen, stricken, ein Baby schaukeln, unser Blickpunkt geht immer nach vorn, und der Körper reagiert mit einer Neigung nach vorn. Mit seltenen Ausnahmen, z. B. wenn wir eine Wand anmalen, gibt es fast nichts in unserem Alltagsleben, wobei wir uns zurückbiegen.

Allzu häufig ist das Resultat der vielen Zeit, die wir über Computer gebeugt oder am Steuer oder am Schreibtisch verbringen, diese Fehlhaltung des vorgestreckten Kopfes. Oft beugen sich die Schultern mit vor. Im Extremfall fällt der Brustkorb zusammen und das Kinn tritt heraus. Diese Fehlstellung bringt eine Vielzahl von Beschwerden mit sich, von Kopfschmerzen und steifem Hals bis zu Atemproblemen, Verdauungsstörungen und Rückenschmerz.

Um zu verstehen, warum der vorgestreckte Hals und Kopf Schmerzen verursacht, betrachten wir die Abbildung 2.1, die die gesunde Wirbelsäule zeigt, und wir sehen, wie der Kopf direkt oberhalb des Schultergürtels aufsitzt. Von der Seite betrachtet, befindet sich die Ohröffnung in gerader Linie über der Schulter. Denken wir an ein Kleinkind, das laufen lernt und herausfindet, wie es den Kopf oben halten kann. Wenn wir vernünftig aufgerichtet sind, kann unser Skelett die Aufgabe, den Körper zu tragen, mit einem Minimum an Muskelaufwand erfüllen. Im Gegensatz dazu sehen wir in der Abbildung 2.2. den vorgestreckten Kopf und stellen fest, wie diese Haltung unsere Muskeln, Sehnen und Bänder dazu zwingt, Überstunden zu machen, um zu verhindern, dass wir auf der Nase landen.

Bedenken wir, dass der Kopf schwer ist! Der Kopf eines Erwachsenen wiegt an die 4 kg, ungefähr so viel wie eine Bowlingkugel. Stellen Sie sich vor, den ganzen Tag eine Bowlingkugel vor sich hertragen zu müssen, das gibt Ihnen ein Gefühl dafür, was bei dieser Fehlstellung passiert. Wenn der Kopf nicht auf, sondern vor den Schultern sitzt, müssen die Muskeln im Hals und in der Umgebung besonders hart arbeiten, um gegen die Schwerkraft anzugehen, die das Gewicht nach unten zieht. Diese Fehlhaltung kann das

Schultergelenk in Mitleidenschaft ziehen und Entzündungen im umgebenden Gewebe, Sehnen- und Schleimbeutelentzündungen (Tendinitis und Bursitis) und Schmerzen hervorrufen. Sie kann sich sogar nachteilig auf den unteren Rücken auswirken, da die Kurve in der Lendenregion (die den Rücken stützen sollte) sich verändert und damit Verschiebungen in der Wirbelsäule auslöst.

Aus diesen Gründen führt das Sitzen oder Stehen mit vorgestrecktem Hals und Kopf zu Verspannungen und Beschwerden im Nacken, den Schultern und dem Rücken, oft kommen Kopfschmerzen und Schmerzen im Oberkörper hinzu. Die „gekrümmte" Haltung verhindert außerdem eine gesunde Atmung, beeinträchtigt den Blutkreislauf und die Verdauung. Sind die Nackenbeschwerden einmal da, werden sie durch die Fehlhaltung ständig weitergetragen und häufig noch verschlimmert.

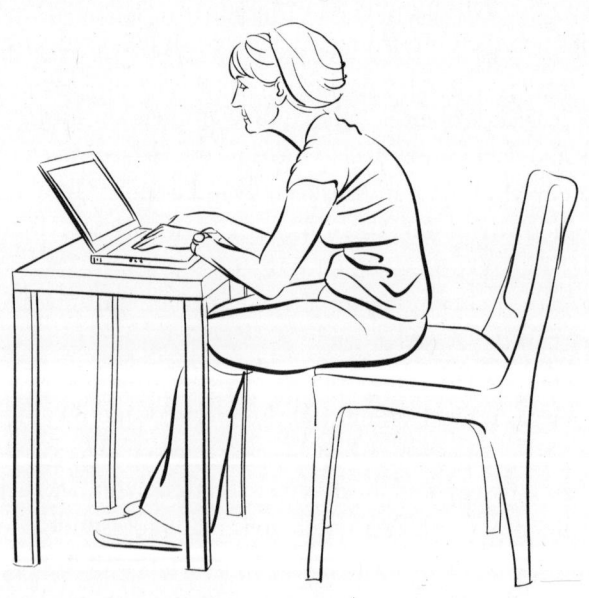

Abbildung 2.2 Haltung mit vorgestrecktem Kopf

Eigentest zum vorgestreckten Kopf

Die beste Art, herauszufinden, ob Sie diese Fehlhaltung haben, ist, einen Physiotherapeuten aufzusuchen, oder einen erfahrenen Yogalehrer oder Yogatherapeuten. Aber Sie können die kleinen Eigentests auch selbst an sich ausprobieren:

- **An der Wand:** Stellen Sie sich mit dem Rücken gegen eine Wand, die Fersen berühren die Wand. Wenn Sie mit dem Hinterkopf nicht ohne Mühe die Wand berühren, könnte Ihr Kopf zu weit vorn sitzen.

- **Nummer eins:** Machen Sie eine Faust und strecken Sie den Zeigefinger aus, wie das Signal im Sport „Wir sind die Nummer eins". Legen Sie die Hand in dieser Position mit dem Daumenballen ans Brustbein, knapp unter dem Schlüsselbein, so dass der Zeigefinger senkrecht nach oben zeigt. Wenn Ihre Haltung einwandfrei ist, liegt das Kinn hinter dem erhobenen Zeigefinger. Wenn das Kinn über den Finger hinausragt, kann das auf eine Fehlstellung und damit ein erhöhtes Risiko im Nackenbereich hinweisen.

Die Halsnachbarn:
oberer Rücken, Schultern, Kiefer, Kopf

Nackenbeschwerden sind selten nur auf den Nacken beschränkt. Yoga macht uns bewusst, dass alles miteinander verbunden ist, so überrascht wenig, dass die umliegenden Muskeln und Gelenke – im Rücken, den Schultern, Kiefer, Kopf und Gesicht – in Mitleidenschaft gezogen werden. Doch viele Menschen erkennen nicht, dass auch scheinbar unzusammenhängende Probleme, wie etwa „Frostballen" an den Füßen (Schiefzehen, *Hallux valgus*) oder das Tragen von Schuhen mit hohen Absätzen auch an einer ungesunden Haltung und Nackenschmerzen beteiligt sein können. Hinzu kommt, dass das allgemeine Fitnessniveau zu einer besseren Haltung und einem aufrechten Gang mit erhobenem Kopf beitragen kann. Darum beinhaltet die Yogapraxis für den Hals- und Schulterbereich auch einige allgemeine Konditionsübungen (siehe Kapitel 5).

Hier folgt ein kurzer anatomischer Überblick über die Regionen oberhalb und unterhalb des Nackenbereiches, die entweder Beschwerden verursachen oder in Mitleidenschaft gezogen werden können.

Schultern und oberer Rücken

Im Schulterbereich, wo die Arme auf den Rumpf treffen, befinden sich mehrere Gelenke sowie ein komplexes Gebilde aus Muskeln, Sehnen und Bändern, die den Armen eine große Bandbreite an Bewegungen ermöglichen. Das eigentliche Schultergelenk, das *Glenohumeralgelenk*, ist die Verbindung zwischen dem Oberarmknochen *(Humerus)* und dem Schulterblatt *(Scapula)*. Die Schulterblätter liegen auf der Oberkörperrückseite, nahe am Brustkorb, aber nicht mit den Rippen verbunden. Stattdessen werden sie von einem Geflecht aus Muskeln und Bändern gehalten, die bis zum Nacken und der oberen Wirbelsäule reichen und für große

Beweglichkeit nach oben und unten, außen und innen und sogar für Drehbewegungen sorgen.

Der Schultergürtel wird gebildet vom Oberarmknochen *(Humerus)*, dem Schulterblatt *(Scapula)* und dem Schlüsselbein *(Clavicula)*. Ein kompliziertes Geflecht aus Oberflächen- und tiefgängigen Muskeln sorgt für die Bewegungen und Beweglichkeit im Hals, Nacken und in den Schultern. Die häufig von Beschwerden betroffenen Muskeln sind:

- **Levator scapula,** der von den Halswirbeln zum oberen inneren Schulterblatt führt

- **Trapezius,** der sich von der Schädelbasis und den Hals- und Brustwirbeln her erstreckt und ins Schulterblatt und Schlüsselbein ansetzt.

- **Pectoralis minor,** der sich von Rippe 3 bis 5 erstreckt und oben am Schulterblatt ansetzt

- **Scalenes,** bestehend aus drei Muskelsträngen: *Scalenus anterior* und *Scalenus medius* führen von der Halswirbelsäule zur ersten Rippe; und *Scalenus posterior* von der Halswirbelsäule in die zweite Rippe.

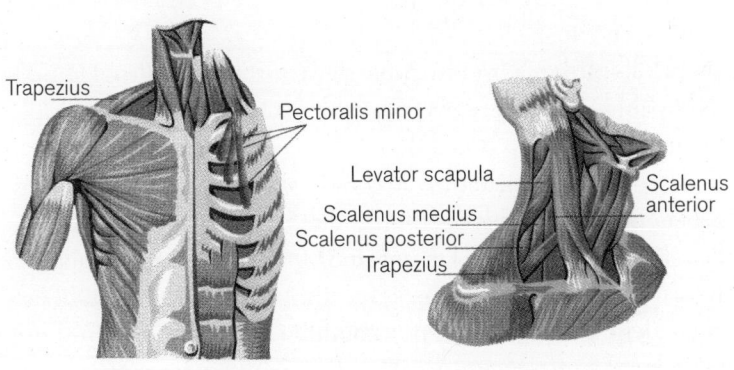

Abbildung 2.3 Die Muskeln der Hals- und Schulterregion

Gesicht und Kiefer

Unsere Gesichtsmuskulatur erhält normalerweise ein gutes Training, wir lächeln, runzeln die Stirn, ziehen Grimassen, blicken finster und all die verschiedenen Gesichtsverziehungen, die wir während eines Tages vollbringen. Oft ist dieses Mienenspiel Absicht und dient dazu, auszudrücken, wer wir sind und wie wir uns fühlen. Denken wir beispielsweise an den bösartigen Blick von Captain Hook, das breite Grinsen von Bozo dem Clown, oder den friedfertigen Ausdruck des Dalai Lama. Hinzu kommen etliche Gewohnheitsmuster im Ausdruck, die uns vielleicht gar nicht bewusst sind. Solche Gewohnheiten bestehen z. B. im Furchen der Augenbrauen oder Spitzen der Lippen, wenn wir uns konzentrieren wollen. Wer schlechte Augen hat, wird öfter blinzeln oder auch den Kopf vorstrecken, um besser zu sehen. Im Mundbereich spielen sich ebenfalls viele Angewohnheiten ab, Zähneknirschen, Lippen schürzen, Zunge andrücken oder Wangen einziehen.

Stress spielt bei den Anspannungen der Gesichtsmuskeln eine große Rolle, darauf werden wir in Kapitel 3 ausführlicher eingehen. Aber wenn wir uns die Gewohnheiten, die zu Beschwerden beitragen, bewusst machen, ist es wichtig, zu verstehen, dass alle unsere gewohnheitsmäßigen Verhaltensweisen, einschließlich unserer Gesichtszüge und Stressreaktionen, bei chronischen Nackenschmerzen eine Rolle spielen können.

Ein komplexes und noch wenig verstandenes Problem, das häufig mit Nackenbeschwerden einhergeht, ist die craniomandibuläre Dysfunktion (CMD), das sind Störungen im Kauapparat und in der Kaumuskulatur, die vom Bereich des Kiefergelenks ausgehen. Das Kiefergelenk verbindet den Unterkiefer mit dem Schädelknochen *(Cranium)* (Hampton, 2008). (Im englischsprachigen Raum zunächst auch als TMJ, ab 2004 von den Gesundheitsbehörden als TMJD (temporomandibuläre Gelenkerkrankung bezeichnet – im deutschsprachigen Raum überwiegend als cmD). Neuere Untersuchungen belegen, dass es sich bei der cmD um weit mehr als nur ein Problem mit dem Kiefergelenk handelt. Es hat sich herausgestellt, dass cmD einen ganzen Komplex von Störungen beinhaltet, der viele voneinander abhängige und untereinander verbundene genetische, psychologische, umweltbedingte und biologische Ursachen haben kann. Menschen, die craniomandibuläre Störungen haben, leiden meistens auch an Nackenbeschwerden, im Verbund mit Kopf- und Ohrenschmerzen und Zähneknirschen.

Um das Kiefergelenk (Temporomandibulargelenk) zu spüren, legen Sie die Finger vor die Ohren, öffnen und schließen Sie dann mehrmals den Mund. Die „Knubbel", die Sie spüren können, sind die runden Enden des Unterkiefers, *Condylus* genannt, die in der Gelenkkapsel des Schläfenbeins seitlich am Kopf hin und her gleiten. Das Kiefergelenk ist unser am meisten beanspruchtes Gelenk, und auch unser kompliziertestes. Es kombiniert Gleit-, Schwenk- und Drehfunktionen, damit der Kiefer sich seitlich, hoch und runter, und von vorn nach hinten bewegen kann. Viele unserer schönsten und aufregendsten Aktivitäten hängen von einem gut funktionierenden Kiefergelenk ab: küssen, kauen, singen, schlucken, beißen und eine Unterhaltung führen. Was alles noch komplizierter macht, die beidseitigen Kiefergelenke müssen als Team zusammenarbeiten. Daher überrascht es nicht, dass diese kleinen Gelenke häufiger Schauplatz von heftigen Schmerzen sind.

Gegenwärtig gibt es noch keine allgemein akzeptierten Standarddiagnosen. In den meisten Fällen haben wir die Beschreibung des Patienten von seinen Symptomen, Tastbefunde von Gesicht und Kiefer, Arztberichte und detaillierte zahnärztliche Anamnesen. Während die Behandlung noch weitgehend in die Zuständigkeit von Zahnärzten oder Kieferspezialisten fällt, sind frustrierte und manchmal verzweifelte Patienten längst dazu übergegangen, ihre medizinische Versorgung anderswo zu suchen, sei es bei Neurologen, Rheumatologen, Schlafspezialisten oder Chiropraktikern. Neuere Forschungsergebnisse legen nahe, dass die Schmerzen der cmD-Symptomatik gut auf Selbsthilfemaßnahmen ansprechen. Dazu zählen Yoga und Entspannungsmethoden, weil sie richtiges Atmen lehren und weil sie helfen, verhärtete Muskeln wieder zu dehnen und Verspannungen überall im Körper zu lösen.

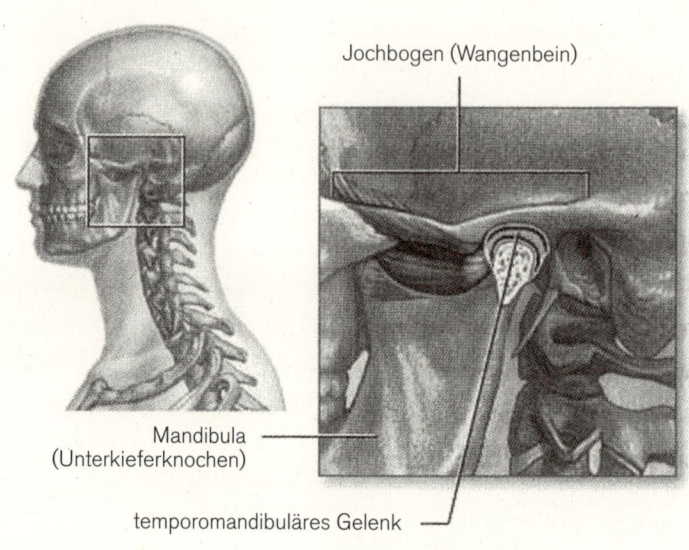

Jochbogen (Wangenbein)

Mandibula
(Unterkieferknochen)

temporomandibuläres Gelenk

Abbildung 2.4 Kiefergelenk

Aus dem Loch kommen

Eine der größten Schwierigkeiten, wenn wir chronische Verspannungen loswerden und ein gesundes, ausgewogenes Gleichgewicht erlangen wollen, besteht wohl darin, dass die meisten unserer Haltungsgewohnheiten zu festgefahren und eingewurzelt sind. Sie gehen nicht über Nacht weg. Eine gute Haltung erwerben wir nur, wenn wir den ganzen Tag über darauf achten (siehe Kapitel 6, „Mikroübungen des Yoga in den Alltag integrieren"). Und sogar nachts sollten wir uns unsere Haltung bewusst machen. Wenn Sie je mit einem steifen Hals aufgewacht sind, ist Ihnen klar, dass eine ungesunde Schlafhaltung zu Nacken- und Schulterschmerzen führen kann (siehe Kapitel 4, „Ratschlag für gutes Schlafen").

Mit regelmäßiger Übung und Geduld werden Sie im Laufe der Zeit erhebliche Fortschritte machen. Die Verbesserung der Haltung braucht zwar viel Zeit, aber die Ergebnisse – Schmerzfreiheit, gesteigerte Gesundheit und besseres Aussehen – können sehr weitreichend sein. Als unerwarteter Bonus stellt sich mit der guten Haltung ein sofortiger „Gewichtsverlust" ein. Solange wir durchhängen, rutscht der Bauch nach vorn, und wenn wir dann vernünftig aufgerichtet sind, sieht es aus, als ob wir plötzlich um fünf Pfund leichter geworden sind.

Alles ist miteinander verbunden.

Die gesunde Haltung gibt Ihnen auch emotionalen Auftrieb, die Art, wie Sie den Körper bewegen, beeinflusst Ihr Gefühlsleben – und umgekehrt. Menschen mit einer guten Körperhaltung strahlen Zuversicht und Anmut aus, während diejenigen, die körperlich durchhängen, oft auch in einem mentalen Loch oder Tief stecken.

Diese Wechselbeziehung zwischen Körperhaltung und Gefühlszustand bestätigt die yogische Weisheit, dass alles miteinander verbunden ist. Die Verbindung zwischen unseren Emotionen und den Schmerzen im Hals- und Schulterbereich erforschen wir im nächsten Kapitel.

3

Die emotionale Verbindung: die Rolle des Stresses und des Energiekörpers bei Nacken- und Schulterschmerzen

Angenommen, Sie stellen Ihr Radio an und hören, dass:

- ein Orkan der Stärke 5 sich Ihrer Stadt nähert

- Ihr Arbeitgeber in finanziellen Schwierigkeiten ist und Teile der Belegschaft entlassen will

- die Schule Ihres Kindes vom Gesundheitsamt wegen gefährlichen Schimmelbefalls geschlossen wurde

- Die Regierung die Terrorwarnungen auf rot für „höchste Angriffsgefahr" eingestuft hat.

Können Sie spüren, welche alarmierenden Gefühle solche beunruhigenden Nachrichten auslösen können? Bemerken Sie, wie die Sorgen und Ängste die Tendenz haben, sich in Ihrem physischen Körper zu manifestieren? Vielleicht ziehen sich Ihre Augenbrauen zusammen, Ihre Muskeln verkrampfen sich, Ihr Atem wird schneller. Oder Sie fühlen sogar ein „Flattern" in der Bauchregion.

Diese Verbindung von Geist und Körper ist im Menschen vorprogrammiert, so dass unsere Wahrnehmung einer Gefahr unmittelbar physiologische Reaktionen in Gang setzt, die der Selbsterhaltung dienen. Bei Kleinkindern können wir zahlreiche Überlebensreflexe beobachten, den Schreckreflex beispielsweise, wenn sie bei einem lauten Geräusch Arme und Beine sofort anziehen, oder den Greifreflex, wenn die Babyhand sich um den Finger schließt, mit dem man die offene Handfläche berührt hat. Im Allgemeinen testen Kinderärzte an Neugeborenen, ob ihre Reaktionen auf spezifische Reize angemessen ausgebildet sind, da das Fehlen gewisser unwillkürlicher Muskelreaktionen ein Hinweis auf Schädigungen des Gehirns oder des Nervensystems sein könnte. Die Reflexe des Kleinkindalters verschwinden allmählich, aber einige begleiten uns bis ins Erwachsenenalter, zum Beispiel der Würgereflex, wenn ein Reiz auf Kehle oder hinteren Mund ausgeübt wird, oder der Niesreflex, wenn die Nasenhöhle gereizt wird. Und wir behalten auch unsere Schreckreaktionen auf unerwartete Stimuli, also auf laute Geräusche oder grelles Licht. Denken Sie nur an Ihre eigene Reaktion auf einen explosionsartigen Donnerschlag, oder sogar, wenn jemand heimlich von hinten an Sie heranschleicht, und dann „Buuh! macht.

Stressreaktionen

Die Natur hat uns mit einem brillant koordinierten „Angriffs-oder-Flucht"-System ausgestattet, das uns hilft, den Kampf aufzunehmen oder aber zu fliehen, wenn Unheil droht. Angesichts einer Gefahr schüttet der Körper Adrenalin und andere Hormone aus, die im Blutstrom weitertransportiert werden und Kettenreaktionen physiologischer Veränderungen auslösen – einschließlich

Pulsbeschleunigung und Muskelanspannung –, um unser Reaktionsvermögen für den Notfall in Höchstform zu bringen. Dies ist äußerst nützlich, wenn wir vor einem Tiger fliehen und um unser Leben rennen müssen: der Körper kommt auf Hochtouren, entweder um zu fliehen oder anzugreifen, und fährt dann wieder runter, wenn die Gefahr vorüber ist. In unserer modernen Welt ist der Stress allerdings eher durch Dauerbelastungen bedingt (finanzielle Sorgen und Termindruck im Beruf), die unerbittlich auf uns einwirken, so dass viele Menschen in Übererregung oder ständigem Angriff-Flucht-Mechanismus stecken bleiben, und die physiologischen Veränderungen im Katastrophenmodus festgefahren sind. Im Laufe der Zeit schwächt chronischer Stress das Immunsystem und erhöht das Risiko zahlreicher Erkrankungen, Herzkrankheiten, Herzinfarkt und Schlaganfall.

In der westlichen Medizinforschung begann man in den 1970er Jahren die Gesundheitsgefährdungen durch chronischen Stress zu erkennen, und damit auch, wie wichtig es ist, den Angriff-Flucht-Mechanismus abzustellen. Der in Harvard ausgebildete Kardiologe Dr. Herbert Benson prägte den Ausdruck „Entspannungsreaktion", um die mit der tiefen Meditation einhergehenden segensreichen Veränderungen zu beschreiben, unter anderem der verlangsamte Herzschlag und niedrigerer Blutdruck, langsamere Atmung und verringerte Muskelspannung. Die Untersuchungen von Dr. Benson und seinen Kollegen zeigten, dass, sobald die „Entspannungsreaktion" einsetzt, sie den schädlichen Folgen von chronischem Stress entgegenwirkt (Benson, 1996). Während der vergangenen Jahrzehnte bestätigte eine wachsende Zahl wissenschaftlicher Belegstudien die gesundheitlichen Erfolge, die mit regelmäßiger Beruhigung von Körper und Geist einhergehen, durch Anwendung verschiedener Methoden wie Meditation, geleiteter Imagination und Yoga. Die Yogapraxis gilt als besonders effektiv für Geist und Körper. Sie fördert Mechanismen zur besseren Handhabung von Stress, so das Zentrum für Komplementär- und Alternativmedizin *(National Center for Complementary and*

Alternative Medicine), das die Untersuchungen zur Auswirkung von Yoga auf eine Vielzahl von Stresserkrankungen, einschließlich Schlaflosigkeit, Raucherentwöhnung und posttraumatischem Stress-Syndrom finanziell unterstützt (NCCAM, 2008). Obwohl die schädlichen Folgen von chronischem Stress hinlänglich dokumentiert sind, scheint ebenso offensichtlich, dass unser Leben unglücklicherweise aber auch zunehmend stressbeladener wird. In den Vereinigten Staaten geben mehr als 50 Prozent der Erwachsenen eine täglich hohe Stressbelastung an, so das Ergebnis einer Umfrage des Benson-Henry-Instituts für Geist-Körper-Medizin im Massachusetts Hospital (www.massgeneral.org/bhi/basics/stress/aspx). Und in Großbritannien ergab ein Bericht der *Mental Health Foundation* mit dem Titel „Im Angesicht der Angst", dass einer von sieben Erwachsenen an Angststörungen leidet, 800.000 mehr als Anfang der 1990er Jahre. Mehr als ein Drittel (37 Prozent) gaben an, sie fühlen sich ängstlicher als früher, und eine Mehrheit (77 Prozent) glaubt, dass die Welt in den letzten zehn Jahren beängstigender und unsicherer geworden ist (Mental Health Foundation, 2009).

Schmerz im Nacken –
da die ganze Welt auf unseren Schultern lastet

Genau wie eine gewohnheitsmäßig ungesunde Haltung wie der vorgebeugte Kopf zu Schmerzen in Nacken und Schulter führen kann (siehe Kapitel 2), können auch unsere psychologischen Verhaltensmuster, wie wir emotional und körperlich auf Stress reagieren, eine wichtige Rolle spielen. Beispielsweise wenn Ängste, Nervosität oder andere Stressfaktoren aufkommen, besteht eine der häufigsten Reaktionen im Zusammenziehen der Muskeln im oberen Rücken, den Schultern und im Nacken – wir ziehen die Schultern tatsächlich hoch bis an die Ohren. Es ist beinahe so, als ob wir unseren

Kopf schützen wollten wie eine Schildkröte, die Kopf und Gliedmaßen in ihren Panzer zurückziehen kann. Weitere übliche Reaktionen auf Stress, die ebenfalls mit dem Nacken und den Schultern zu tun haben, sind Zähneknirschen, Verziehen der Mundwinkel und ähnliche Gesichtsgrimassen, des Weiteren Fingertrommeln, Daumenzucken und diverse fahrige Unruhebewegungen.

Mit der Zeit können solche Körperreaktionen auf Stress Gewohnheitsmuster bilden, so dass sich aus verspannten, überbeanspruchten Muskeln in Nacken und Schulter so etwas wie ein harter „Körperpanzer" bildet. Wenn der Stress chronisch ist, bleiben diese Muskeln verhärtet und lösen sich sehr selten oder nie. Oft sind diese Verhaltensmuster so eingeschliffen, dass wir gar nicht mehr merken, wie wir uns verspannen.

Dieser Zusammenhang zwischen emotionalem Leiden und den Schmerzen im Nacken- und Schulterbereich ist so verbreitet, dass unsere Gesellschaft eine Redewendung dafür geprägt hat: Das, was uns „im Nacken sitzt", bezieht sich oft auf eine lästige Situation oder eine unangenehme Person. Und es wundert uns auch nicht, dass uns das Gefühl, unter enormem Druck zu stehen, so vorkommt, als ob wir die „Last der ganzen Welt" auf unseren Schultern tragen. Unsere Emotionen können tief gehende Auswirkungen auf unseren Körper haben: Wie wir uns bewegen, wo sich die Verspannungen festsetzen und wie wir den Schmerz erleben.

Der erste Schritt zum Loslassen ist, sich dieses Problems bewusst zu sein. Eine meiner Yogaschülerinnen hat sich einfach das Mantra *Entspanne deine Schultern* gebildet, und das rezitiert sie oft innerlich, beispielsweise wenn sie Einschlafschwierigkeiten hat oder im Verkehr oder in einer Warteschlange feststeckt. „Mir war nie bewusst, wie sehr meine Schultern sich verkrampfen", sagte sie mir. „Aber jedes Mal, wenn ich bewusst daran denke, merke ich, wie ich die Schultern bis zu den Ohren hochgezogen habe. Wenn ich dann einen tiefen Atemzug nehme und meine Schultern zum Entspannen auffordere, geben sie nach und alles lockert sich."

Achtsamkeitspraxis: Spannungsmuster erkennen

Gewohnheitsmuster sind normalerweise gedankenlose Verhaltensweisen, Handlungen, die wir ohne zu überlegen ausführen, beispielsweise wenn wir aus Nervosität an den Fingernägeln kauen. Als Achtsamkeitsübung hilft Yoga, Licht auf diese oft unbewussten Verbindungen zwischen emotionalem und körperlichem Stress zu werfen. Im Yoga nehmen wir unseren Atem zur Hilfe, um uns in den gegenwärtigen Moment zu bringen, aber auch, um den Körper mit dem Geist zu verbinden. Yoga hilft uns dabei, der Tendenz, „vom Nacken hoch" zu leben, entgegenzuwirken und ermuntert uns, die Aufmerksamkeit auf alles zu richten, was gerade in unserem gesamten Sein geschieht – physisch, emotional, energetisch und spirituell.

Als ich die kalifornische Yogalehrerin und Physiotherapeutin Judith Hanson Lasater für einen Artikel im Magazin **Prevention** (Vorbeugung) interviewte, gab sie eine wundervolle Analogie dafür, wie Yoga funktioniert: „Yoga ist wie eine Bremsschwelle, die uns den Fuß vom Gas nehmen lässt, damit wir unsere Aufmerksamkeit dem Körper zuwenden können" (Lasater, 2004). Die meisten von uns erkennen die Verbindung zwischen gedankenlosem Autofahren und gedankenlosem Leben. Wenn Sie jemals in an einem Ihnen vertrauten Ort in eine Parklücke gerauscht sind und sich anschließend kaum erinnern können, wie Sie dorthin kamen, dann wissen Sie, wie leicht es uns fällt, wichtige oder sogar gefährliche Dinge auf achtlose Art zu tun. Aber die „Bremsschwelle" der Yogapraxis bringt uns dazu, achtsam und gegenwärtig zu sein und zu bemerken, was gerade in unserem Leben geschieht – und zwar genau in diesem Moment.

Die folgenden fünf Schritte zu einer yogischen Achtsamkeitspraxis sind dazu angelegt, Ihre gewohnten Körperreaktionen auf Stress aus Ihnen herauszukitzeln und herauszufinden, wo bei Ihnen Verhärtungen angelagert und gefühlt werden, und wenn möglich auch die emotionalen Verbindungen zu Ihren körperlichen Beschwerden aufzudecken. Bitte gehen Sie an diese Übung achtsam heran, mit einem vorurteilsfreien Geist, ausgerichtet auf Selbsterforschung und Selbstentdeckung, mit

Mitgefühl und Güte sich selbst gegenüber. Sie mögen sich vorstellen, dass Sie ein neugieriger und beharrlicher Detektiv sind, der jedem Hinweis und jeder Spur nachgeht, um die Geheimnisse Ihrer Nacken- und Schulterschmerzen zu lüften.

1. **Einstimmung:** Legen Sie sich mit dem Rücken auf den Boden oder setzen Sie sich angelehnt auf einen Stuhl, so dass Sie sich bequem und getragen fühlen. Die Körperhaltung sollte so symmetrisch wie möglich sein, das heißt, Ihre rechte und linke Hälfte sollten, von einer gedachten Mittellinie von der Nase zum Nabel, gleich weit entfernt sein. Wenn Sie möchten, schließen Sie die Augen, oder halten Sie sie offen, mit weichem Blick. (Sorgen Sie dafür, dass Sie nicht abgelenkt werden: Stellen Sie das Telefon ab und bitten Sie Familienmitglieder, Sie nicht zu stören.) Richten Sie Ihre Aufmerksamkeit auf Ihren Atem und beobachten Sie, welche Empfindungen während des Ein- und Ausatmens auftreten.

2. **Körper-Scan A:** Jetzt beginnt die Detektivarbeit. Mit Ihrem geistigen Auge unternehmen Sie eine Reise durch Ihre inneren Landschaften, auf der Suche nach Stellen, wo es Anspannungen, Knoten, Schmerz, Unbehagen gibt, oder wo Leichtigkeit „fehlt". Beachten Sie ganz besonders den Oberkörper: Nacken, Schultern, Arme, Brust und Rücken. Gibt es irgendwelche Körperstellen, die Ihnen etwas „sagen" wollen? Wenn Sie einen verspannten Bereich finden, versuchen Sie die Empfindung zu beschreiben: Fühlt es sich stechend oder dumpf an, weh oder wund, knotig, warm oder knubbelig? Wenn ein Schmerz da ist, ist er – auf einer Skala von 1 bis 10 – eher schwach oder stark? Finden Sie mehrere Stellen, die schmerzhaft sind? Falls ja, fühlen sich alle ähnlich an, oder gibt es Bereiche, die stärker wehtun als andere? Kommen Ihnen die

Schmerzbereiche untereinander verbunden oder unzusammenhängend vor? Machen Sie sich im Geist Notizen von dem, was Sie entdeckt haben. Dann probieren Sie, ob Sie entspannen und die gefundenen Stellen lockern können, indem Sie sich vorstellen, wie Ihr Atem die Bereiche durchströmt und wie sie weich werden und nachgeben.

3. **Ereignis abrufen:** Wenn Sie bereit sind, bringen Sie sich ein Ereignis aus Ihrem Leben in Erinnerung, das Ihnen Kummer bereitet hat. Wählen Sie eine echte Erinnerung an eine stressbeladene Situation. Vielleicht ist es ratsam, mit einer milden Verstimmtheit zu beginnen, beispielsweise als das Postamt geschlossen war, als Sie ein Paket aufgeben wollten. Oder aber Sie suchen sich etwas richtig Schlimmes aus, etwas wie einen schlecht gelaufenen Arbeitstag oder einen Streit mit einem geliebten Menschen. Rufen Sie sich jedes Detail der Situation so lebhaft wie möglich in Erinnerung: Um welche Tageszeit geschah es? Wer war alles dort? Welche Worte wurden gesprochen? Welche Gesten wurden benutzt? Nehmen Sie Ihre Sinne zu Hilfe, damit Sie die Stimmen hören, die Beschaffenheit fühlen und sogar die Gerüche oder Düfte riechen können, die diese Erinnerung umhüllen.

4. **Körper-Scan B:** Während Sie das Stressereignis mental noch einmal durchleben, führen Sie einen weiteren Körper-Scan durch, wobei Sie mit besonders feiner Aufmerksamkeit auf die nun aufkommenden körperlichen oder emotionalen Empfindungen achten. Was geschieht in Ihrem Gesicht, im Nacken, Mund, Schultern, Rücken und im Bauch? Was geschieht mit dem Atem? Beschleunigt er sich, stockt er? Was geschieht in Ihrem Geist und im Herzen? Wenn Sie einen oder mehrere verspannte Stellen finden, versuchen Sie die Empfindung zu beschreiben.

Wenn ein Schmerz da ist, ist er eher schwach oder stark? Gibt es mehrere Stellen, die Beschwerden bereiten? Falls ja, fühlen sich alle ähnlich an, oder gibt es Bereiche, die stärker betroffen sind als andere? Sind sie untereinander verbunden oder scheinen sie unzusammenhängend? Machen Sie sich im Geist Notizen von allem, was Sie entdecken. Dann probieren Sie, ob Sie entspannen und die gefundenen Stellen lockern können, indem Sie sich vorstellen, wie Ihr Atem die Bereiche durchströmt und wie sie weich werden und nachgeben.

5. Tagebuch: Sobald Sie bereit sind, öffnen Sie die Augen, nehmen Sie sich ein Tagebuch und schreiben Sie auf, was Sie herausgefunden haben. Und vergessen Sie nicht, Sie sind ein Spürhund, der jedem Hinweis, jeder Verbindung nachschnüffelt, also schreiben Sie alles Beobachtete auf, wie Sie auf Stress reagieren, wo Sie verspannt sind und Verhärtungen anlagern, auch alle emotionalen Verknüpfungen mit den physischen Beschwerden. Vielleicht möchten Sie mit Ihren Notizen weitermachen, wie Sie sich bei Stress verhalten und welche weiteren Geist-Körper-Verbindungen Sie im Laufe der Zeit infolge der Yogapraxis an sich entdecken werden.

Bitte verstehen Sie, dass der Stress, den Sie während des Übens erleben, von Geschichten ausgelöst wird, die sich in Ihrem Kopf abspielen. Trotz Ihrer körperlichen Stressreaktionen waren Sie nicht wirklich in Gefahr. Wie mein Kollege bei *Duke Integrative Medicine* Dr. Jeffrey Brantley in seinem ausgezeichneten Handbuch *Calming Your Anxious Mind* schreibt: „Die Körpererfahrung ist mit den psychologischen und emotionalen Vorgängen von Moment zu Moment zutiefst verwoben. Körperempfindungen können Gedanken auslösen (etwa wenn Ihnen das Knie wehtut, Sie das als Arthritis wahrnehmen und beginnen, an die Anfänge Ihrer Arthritis oder Ihre Ängste davor zu denken), und Gedanken wiederum können Reizauslöser für physische Reaktionen sein (etwa wenn wir an einen vergangenen Wutausbruch auf einer Versammlung denken und sich die Schultern automatisch wieder hochziehen)" (Brantley, 2007).

Dann möchten Sie die Übung vielleicht auch mit anderen Erinnerungen vornehmen, um Ihre Reaktionen auf eine Vielzahl von Stresssituationen zu sondieren, und die Übung als Werkzeug benutzen, um Ihren ganz individuellen Umgang mit Stress zu verstehen. Außerdem können Sie überlegen, die Praxis der „Bremsschwelle" anzuwenden, wann immer Sie in eine stressbeladene Situation kommen, damit Sie langsamer werden können und mitbekommen, was gerade geschieht. Als „Stichworte" können Sie alle Verhaltensweisen nehmen, die Sie als Ihre eigenen Signale für Stress erkannt haben, sei es auf den Lippen kauen, Zähneknirschen oder die Luft anhalten. Wenn dann diese Reaktionen auftauchen, achten Sie besonders auf das, was Sie körperlich, emotional, energetisch und spirituell spüren. Das Aufdecken der Geheimnisse in Ihren eigenen gewohnheitsmäßigen Reaktionsmustern bei Stress ist der erste Schritt zum Lernen, wie Sie loslassen und positive Veränderungen in Richtung auf den Heilungsprozess herbeiführen können.

Schmerz und Heilung aus Sicht des Yoga

Obwohl die westliche wissenschaftlich orientierte Medizin erst in jüngster Zeit die Verbindung zwischen Geist und Körper miteinbezieht, ist die Vorstellung, dass Gedanken und Emotionen eine Hauptrolle für unsere Gesundheit spielen, schon immer ein wesentlicher Bestandteil der Heiltraditionen des Ostens gewesen. Sowohl die traditionelle chinesische Medizin (TCM) als auch *Ayurveda* (die traditionelle indische Medizinlehre) betonen die Bedeutung der immateriellen „Lebensenergie" oder „Vitalkraft", die uns belebt. Im Englischen gibt es eigentlich keinen Ausdruck für dieses Konzept, aber in der TCM wird es *Qi* genannt, und *Prāna* im Ayurveda, der auch als „Schwester" des Yoga gilt. Beide Richtungen sehen den Fluss dieser Lebenskraft als wesentlich für die Gesundheit an, und leiten Krankheiten aus Blockaden oder Störungen im Fluss des Qi oder Prāna ab. Negative Gedanken und Emotionen können diesen Fluss schwächen, während positive Gedanken und Emotionen ihn fördern.

Prāna ist nur ein Aspekt der vielfältigen Unterschiede zwischen dem westlichen Modell und der yogischen Sicht auf die menschliche Physiologie. Die Yogalehre bietet eine ganzheitliche Sicht des Menschen, die nicht nur Muskeln und Knochen einbezieht, sondern sie umfasst auch die feinstofflichen Energien, die unsere Gesundheit zutiefst beeinflussen. Die alten Yogatexte beschreiben unseren Körper als nur die äußere Schicht von fünf Körpern, die unser wahres Selbst umgeben, unser inneres Licht oder unseren Geist, der das einzig Unveränderliche an unserem Wesen ist. Diese fünf Körper, die oftmals mit einer russischen Puppe verglichen werden, wo mehrere Holzfiguren ineinander stecken, werden als *Koshas* (Hüllen) bezeichnet. In der Reihenfolge von außen nach innen sind diese Hüllen wie folgt:

- **Annamaya-Kosha:** *Anna* bedeutet „Nahrung" und repräsentiert den physischen Körper, der von Lebensmitteln aus der Erde genährt wird. Diese äußerste Hülle gilt als „grobstofflicher" Körper, weil es der Teil von uns ist, den wir fühlen, sehen, riechen und berühren können.

- **Prānamaya-Kosha: Prāna** bedeutet „Energiekörper" und ist der erste der drei „feinstofflichen" Körper, die nicht gesehen oder berührt, jedoch gefühlt werden können. Wenn wir atmen, nehmen wir Prāna oder Lebenskraft auf, und die Atempraxis im Yoga, bekannt als *Prānāyāma,* dient dazu, diesen Energiekörper zu stärken und zu kultivieren. Wie Benzin das Auto antreibt, liefert Prāna uns den Treibstoff für den physischen Körper.

- **Manomaya-Kosha:** Dies ist der Körper des Mentalen und der Sinne, manchmal auch „Emotionalkörper" genannt, weil er unsere gewohnten Muster des Denkens und Fühlens beherbergt. Diese Schicht enthält unsere Vorlieben und Abneigungen, alles was wir gelernt und wahrgenommen haben, auch vergangene Kränkungen und emotionale „Narben".

- **Vijñānamaya-Kosha: Vijñāna** bedeutet „Wissen" und das ist der Körper der höheren Weisheit, die wir uns auch als Einsicht oder Erkenntnis vorstellen können. Häufig erfahren wir das wie einen subjektiven Zeugen, der mit einer weisen inneren Stimme spricht. Aber dieser Ort des tiefen Wissens ist nicht so leicht zugänglich. Den Zugang zu dieser Schicht unseres Seins zu finden ist das zentrale Anliegen der spirituellen Praxis.

- **Ānandamaya-Kosha: Ānanda** bedeutet „Freude" oder „Glückseligkeit" und wird als ein Gefühl bedingungsloser Liebe, Ganzheit und Integration beschrieben. Auch „Kausalkörper" genannt, gilt dieser Kosha als die innerste Hülle, der innerste Schleier um unser wahres Selbst, das vollständig, heil und glückselig ist.

Dieses yogische Konzept, das den Menschen als ein vielschichtiges Wesen aus verschiedenen grob- und feinstofflichen Körpern sieht, basiert auf der Grundlage, dass Körper und Geist verschiedene, aber miteinander in Wechselwirkung stehende Ausdrucksformen von Energie sind. Die Yogapraxis dient dazu, den Fluss des Prāna in allen Bahnen in Körper und Geist zu steigern. Diese feinstofflichen Energiebahnen werden *Nādīs* (Kanäle) genannt, und es heißt, dass es ungefähr 72.000 dieser Energiebahnen gibt. Wie Wasser durch einen Schlauch fließt die Energie durch diese Nādīs, um das Leben aufrechtzuerhalten. Doch genau, wie ein Knick im Schlauch den stetigen Fluss des Wassers blockiert, behindert eine Blockade in einer Nādī – beispielsweise hervorgerufen durch physische oder emotionale Verspannung – den Fluss des Prāna, und das kann zu Schmerz und Krankheiten führen.

Die Aufgabe des Nackens:
Verbindung von Kopf und Herz

Aus dieser Sicht des Yoga ist leicht einsichtig, warum der Nacken- und Schulterbereich oft einen Gefahrenherd für chronische Verspannung und Schmerzen darstellt. Als der zentrale Kanal, der Kopf und Herz verbindet, kann dieser zu einem Engpass für die emotionalen Konflikte und spirituellen Anstrengungen werden, zwischen dem, was wir denken und was wir fühlen. In ihrem Buch *The Healing Path of Yoga* (2000) schreibt die renommierte Yogalehrerin Nischala Joy Devi: „… der Nacken ist eine Superautobahn, die Informationen vom Kopf zum Herzen und vom Herzen zum Kopf transportiert. Wenn Kopf und Herz übereinstimmen, ist der Nacken wie eine freie Schnellstraße, auf der sich die Energie mit bis zu 90 Stundenkilometern entlangbewegt. Wenn Kopf und Herz sich nicht einig sind, gibt es einen Verkehrsstau und der Nacken beginnt wehzutun. Im Idealfall kommt aus Herz und Kopf gleichviel *Input,* so dass wir ausgewogene Entscheidungen treffen können. Dann ist der Nacken frei von Spannungen."

Die schwere mentale Last, die viele von uns mit sich herumtragen, kann ebenfalls Spannungen und Schmerzen im Nacken- und Schulterbereich verursachen, so die Ansicht von Devi (2000), die auch feststellte, dass ein chronisch gekrümmter Rücken bedeuten kann, dass wir unser Herz vor emotionalem Leid zu schützen versuchen. „Wir schützen es so sehr, dass wir die Liebe daran hindern, ein- und auszuströmen", schreibt sie. „Wenn wir die Schultern lockern, legen wir die Last ab, und dann können sich Brustkorb und Herz ausdehnen."

Ein weiterer Faktor, der in die feinstoffliche Wechselbeziehung zum Nackenschmerz eingehen kann, ist gemäß der Yogatradition die Kehle, die als Sitz des *Vishuddha-Chakra* (Energiezentrum für Kommunikation) gilt. Das Wort *Chakra* bedeutet soviel wie „Rad", und jedes Chakra ist vorstellbar wie ein wirbelndes Rad oder eine Energiespirale. Entlang der Wirbelsäule befinden sich sieben Hauptchakren, von unten nach oben sind dies:

- **Mūlādhāra** am Beckenboden
- **Svādhishthāna** im Beckenbereich
- **Manipūra** im Bereich des Solarplexus
- **Anāhata** in Höhe des Herzens
- **Vishuddha** im Kehlbereich
- **Ājñā** am dritten Auge (zwischen den Brauen)
- **Sahasrāra** am Scheitelpunkt des Kopfes

Jedes Chakra entspricht bestimmten physischen, mentalen und energetischen Aspekten unseres Wesens. Beispielsweise beziehen sich die unteren Chakren mehr auf die irdischen Belange – etwa unsere materielle Sicherheit *(mūlādhāra)*, Sexualität und Kreativität *(svādhishtāna)* und persönliche Macht *(manipūra)* –, während die Chakren des Oberkörpers mehr mit den spirituellen Bereichen zu tun haben, also Liebe und Mitgefühl *(anāhata)*, Intuition *(ājñā)* und Erleuchtung *(sahasrāra)*. Das Kehlchakra *(vishuddha)* ist ein Kommunikationszentrum, womit wir uns ehrlich ausdrücken und unsere Wahrheit klar aussprechen.

Konflikte zwischen unseren Gedanken und dem, was wir sagen – also wenn wir lügen oder Ärger unterdrücken –, gelten als Auslöser für Schmerzen oder Erkrankungen in diesem Bereich. Wenn Sie je einen „Kloß" im Hals sitzen hatten, dann werden Sie die yogische Sicht, wie turbulente Gedanken und Emotionen sich physisch bemerkbar machen können, wahrscheinlich anerkennen.

Obwohl es keine konkreten Beweise für die Existenz der yogischen Vorstellungen von Prāna, Koshas und Chakren gibt, sind sie Bestandteil einer fünftausend Jahre alten Tradition, die Abermillionen von Menschen erhalten hat. Die moderne Medizin steht erst am Anfang ihrer wissenschaftlichen Erforschung des gesundheitlichen Nutzens dieser alten Praktiken. Vielleicht gelingt es, einige ihrer Geheimnisse zu entschlüsseln. Aber fürs Erste möchte ich Sie einladen, diese yogischen Begriffe einfach zu übernehmen und zu überlegen, wie sie in Ihr eigenes Leben passen könnten. Wie immer nehmen Sie das, was Ihnen gut tut, und lassen Sie den Rest beiseite.

4

Den Kopf aufrecht tragen: Leitfaden für eine gute Haltung im Alltag

Eine der einfachsten und wirksamsten Methoden, Nacken- und Schulterschmerz zu lindern und oft sogar zu beseitigen, besteht darin, die Körperhaltung zu verbessern. Doch wenn es Ihnen geht wie so vielen, dann denken Sie nie an Ihre Haltung. Es ist eine allgemeine Tatsache, dass wir uns überhaupt nicht bewusst sind, welche Haltung wir gewohnheitsbedingt beim Stehen oder Sitzen einnehmen, ohne uns auszurichten, und ohne die Verbindung zwischen Haltung und Schmerzen zu erkennen. Und sogar wenn wir *wissen*, dass unsere Haltung besser sein könnte (vielleicht hat schon die Mutter ständig an uns mit „Steh gerade" herumgenörgelt), wissen wir vielleicht noch nicht im Einzelnen, was wir tun können, um unsere Ausrichtung zu korrigieren.

Daher bitte ich mein Publikum, wenn ich Vorträge über Yoga und Gesundheit halte, erst einmal zu „erstarren": „Bleiben Sie genau, wie Sie sind. Bewegen Sie sich nicht. Bitte nehmen Sie sich Zeit, wahrzunehmen, wie Sie jetzt sitzen." Normalerweise entsteht ein ungemütliches Gerutsche und trotz meiner

Ermahnung, sich nicht zu bewegen, werden verstohlen überei-nandergeschlagene Beine gelöst und Wirbelsäulen aufgerichtet. Meine Absicht ist nicht, die Leute in Verlegenheit zu bringen, sondern sie auf ihre Haltung aufmerksam zu machen, damit sie gesunde Veränderungen vornehmen können. Dann gebe ich ein paar einfache Hinweise, wie wir unsere Haltung in praktisch jeder Situation verbessern können.

Wahrscheinlich ahnen Sie schon, was als Nächstes kommt. Ich möchte Sie bitten, dasselbe zu tun: Erstarren Sie. Bleiben Sie genau, wie Sie sind. Bewegen Sie sich nicht. Bitte nehmen Sie sich Zeit, wahrzunehmen, wie Sie jetzt sitzen. Achten Sie besonders auf das Folgende:

- Wo ist Ihr Kopf im Bezug zur Schulter? Sitzt er vor dem Schul-tergürtel oder befindet er sich gleichmäßig über dem Rückgrat?

- Worauf sitzen Sie? Auf den „Sitzknochen"? Auf dem Kreuzbein?

- Welche Form hat Ihre Wirbelsäule? Sind Sie vornübergebeugt in einer „C"-Kurve, oder ist Ihre Wirbelsäule lang gestreckt unter Bewahrung Ihrer natürlichen „S"-Kurve?

- Ist Ihr Schlüsselbein breit gedehnt oder nach vorn gerundet?

- Ist Ihr Kiefer verkrampft oder entspannt? Beißen die Zähne aufeinander oder sind sie leicht geöffnet? Liegt Ihre Zunge lo-cker im Mund oder drückt sie gegen den Gaumen?

- Sind die Schultern locker, weit weg von den Ohren, oder sind sie zusammen- und hochgezogen?

- Ist das Gesicht entspannt oder sind die Brauen gefurcht, die Lippen geschürzt, oder beides?

- Zeigt das Kinn nach oben, ist es angewinkelt oder parallel zum Boden?

- Wenn ein Pfeil aus der obersten Stelle Ihres Kopfes käme, wo würde er hinzeigen? Senkrecht nach oben oder eher schräg in die Diagonale?

- Spüren Sie irgendwo im Körper Anspannungen? Führen Sie kurz einen Körper-Scan durch, ob Stellen da sind, wo Spannung oder Druck sitzen. (Abgesehen vom Gesicht, Nacken und Schultern sitzen Verspannungen auch oft im Rücken, in den Händen und Füßen.) Falls Sie entdecken, dass Sie tatsächlich irgendwo verspannt oder verkrampft sind, machen Sie einen tiefen Atemzug in den Bauch („Bauchatmung" siehe Kapitel 5) und gestatten Sie der Ausatmung, jedwede Spannung gehen zu lassen.

Ich empfehle Ihnen, diese einfache Übung den ganzen Tag über zu machen, indem Sie sich jeweils einen Moment gönnen, kurz „erstarren" und Ihre Haltung beobachten. Sie könnten sogar Uhr oder Handy auf ein Klingelsignal einstellen, um sich stündlich an die Haltungsübung zu erinnern. Wenn Sie den Klingelton hören, halten Sie inne und richten Sie die Aufmerksamkeit auf Ihre Haltung, insbesondere achten Sie dabei darauf, wie die Wirbelsäule positioniert ist und wo der Kopf in Bezug zu den Schultern sitzt. Dann wenden Sie die in diesem Kapitel beschriebenen Übungen an, um sich in eine gesunde Ausrichtung zu bringen.

Wenn Sie sich Ihrer eigenen Haltungsmuster einfach nur bewusst werden, ist das der erste Schritt in Richtung wichtiger Veränderungen, die eine dauerhafte Befreiung von den Schmerzen im Nacken- und Schulterbereich bedeuten können. Um die schlechten Haltungsgewohnheiten durch gesunde zu ersetzen, werden wir geeignete Haltungen für den ganzen Tag erkunden, ob Sie stehen, sitzen, am Computer arbeiten, Einkaufstaschen tragen oder den Hund ausführen. Lesen Sie weiter, um den Kopf oben zu halten und die „Last von den Schultern" zu nehmen.

Auf den eigenen Füßen stehen

Unsere Fähigkeit des Aufrechtstehens auf zwei Beinen war maßgebend für unsere Evolution als menschliche Wesen. Ein gut aufgerichteter Stand bietet Stabilität, trägt dazu bei, dass wir Zuversicht ausstrahlen können, und versetzt uns in die Lage, alle unsere Gliedmaßen mit Leichtigkeit zu benutzen, um uns durch die Welt zu bewegen. Die Yogahaltung, die uns einen ordentlich ausgerichteten Stand lehrt, wird *tādāsana* genannt, das bedeutet „Bergpose". Wenn sie korrekt ausgeführt wird, hilft sie uns, uns stark und fest zu fühlen wie ein Berg.

In Kapitel 5 finden Sie eine detaillierte Beschreibung und Abbildung der Bergpose, die ein gutes Stehvermögen herbeiführt. Aber hier, in diesem Abschnitt, betrachten wir, wie wir diese Pose von der Matte herunter ins tägliche Leben bringen können, mit einigen einfachen Schritten, die uns helfen, jederzeit einen angemessenen Stand zu halten – ob beim Bewegen oder Stillstehen.

Die yogische Perspektive baut alle Posen vom Fundament her auf, beginnt also stets mit dem Teil des Körpers, der mit dem Boden Kontakt hat. Je nach Pose kann das so ziemlich jeder Körperteil sein, von den Händen angefangen, über den Kopf bis zum Bauch. Doch wenn wir uns hinstellen, sind es natürlich die Füße, die die Grundlage bilden. Deshalb ist das Tragen geeigneter Schuhe so wichtig, sie müssen uns erlauben, den ganzen Fuß mit dem Boden in Kontakt zu bringen, mit möglichst breiter Auflagefläche, die für maximale Stabilität und gesundes Knochengerüst sorgt. Stöckelschuhe mit Pfennigabsätzen mögen modisch sein, verderben aber die Haltung, weil sie uns zwingen, auf den Fußballen zu balancieren, was die natürliche Kurvenform der Wirbelsäule verkrümmt.

Beim Yoga stellen wir uns die Füße manchmal als kleine Autos vor, mit jeweils vier Rädern – ein Rad an der Ferse innen, eines an der Ferse außen, eines am Ansatz des großen Zehs, eines am Ansatz des kleines Zehs. Um einen ausgewogenen Stand zu erzielen, drücken wir den Fuß durch alle vier „Räder" gleich stark auf und heben uns durch die Fußwölbung. Die beiden „Hinterräder" tragen im Allgemeinen den größten Teil des Körpergewichts, da unsere Fersen dazu angelegt sind. Somit ist deutlich, wie wichtig geeignete Schuhe sind, damit die Fersen ihre Aufgabe erfüllen können. Schuhe mit niedrigem Absatz sind in Ordnung, solange die Absätze erlauben, dass wir das Körpergewicht auf die Fersen verlagern und die Verbindung aller vier „Räder" mit dem Boden spüren können. Hier sind acht einfache Schritte zu einem ausgewogenen Stand:

1. Stellen Sie Ihre Füße hüftbreit auseinander, das Gewicht ist auf beide Beine gleichmäßig verteilt. Nehmen Sie sich einen Moment Zeit, um die Verbindung von den Fußsohlen zum Boden zu spüren, dann drücken Sie gleichmäßig durch alle vier „Räder" der Füße auf. Spüren Sie, wie Ihr Gewicht durch die Beine nach unten auf die Füße sinkt. Achten Sie auf den Bodenkontakt Ihrer Fersen, und stellen Sie sich vor, dass Ihr ganzer Fuß Wurzeln in den Boden treibt, die Sie geerdet und im Gleichgewicht halten. Atmen Sie langsam, tief und ohne sich anzustrengen; vermeiden Sie, dass der Atem stockt.

2. Führen Sie eine Hand nach oben und klopfen Sie sich damit mehrmals sanft auf den Kopf, dann lassen Sie den Arm locker an der Seite herunterfallen. Spüren Sie nach, wie Sie das Klopfen oben auf den Kopf empfunden haben; dort ist ihr Kronen- oder Scheitelchakra (*sahasrāra*, nachzuschlagen in Kapitel 3.) Diese Körperstelle werden Sie nicht in jedem Anatomiebuch finden, aber die Krone ist entscheidend zur Förderung einer guten Haltung, denn wenn Sie sich diese Stelle des Kopfes zum Himmel hochragend vorstellen, hilft das, das Rückgrat zu dehnen und den Schädel in die richtige Position über dem Schultergürtel zu bringen. Um die genaue Position zu finden, stellen Sie sich vor, dass die Krone Ihres Kopfes magnetisch sei und von der ebenfalls stark magnetischen Decke nach oben gezogen wird. Achten Sie darauf, dass die Füße

festen Bodenkontakt behalten, während Sie die Wirbelsäule nach oben strecken und dehnen, bis der Kopf sich schön über den Schultergürtel erhebt.

3. Das Kinn soll parallel zum Boden sein; vermeiden Sie die verbreitete Neigung, das Kinn anzuheben, weil das den Nacken hinten einklemmen kann. Es mag auch helfen, sich vorzustellen, wie Sie an den Ohren hochgezogen werden, bis der Nacken gedehnt ist.

4. Lassen Sie die Schultern entspannt von den Ohren weg nach unten fallen, die Arme dürfen bequem an den Seiten herunterhängen.

5. Lockern Sie die Knie, dann strecken Sie die Beine gerade, aber ohne die Knie einzurasten. Vermeiden Sie auch eine Überstreckung der Knie, das könnte zum Hohlkreuz führen.

6. Während Sie fortfahren, sich durch die Füße nach unten zu verwurzeln und sich durch den Scheitelpunkt nach oben zu dehnen, versuchen Sie gleichzeitig, Ihre Gelenke übereinander zu „stapeln", so dass, wenn man Sie von der Seite betrachtet, die Knie über dem Sprunggelenk liegen, die Hüfte über den Knien, die Schulter über der Hüfte, und das kleine Loch im Ohr über der Schulter.

7. Ziehen Sie den Unterbauch sanft ein und nach oben, um den unteren Rücken zu unterstützen. Aber nicht übertreiben und die Gedärme eindrücken, auch nicht die Bauchmuskulatur anspannen oder verhärten. Einfach ein wenig Tonus in die Bauchregion bringen, indem Sie die Bauchmuskeln leicht anregen, den Nabel in Richtung Rückgrat einzuziehen.

8. Stellen Sie sich vor, wie ein Licht aus der Mitte Ihrer Brust auf Höhe des Brustbeins nach vorn ausstrahlt (hier sitzt das Herzchakra, *anāhata* – zum Nachschlagen in Kapitel 3). Lassen Sie dies Licht gerade nach vorn, nicht in Richtung Boden ausstrahlen.

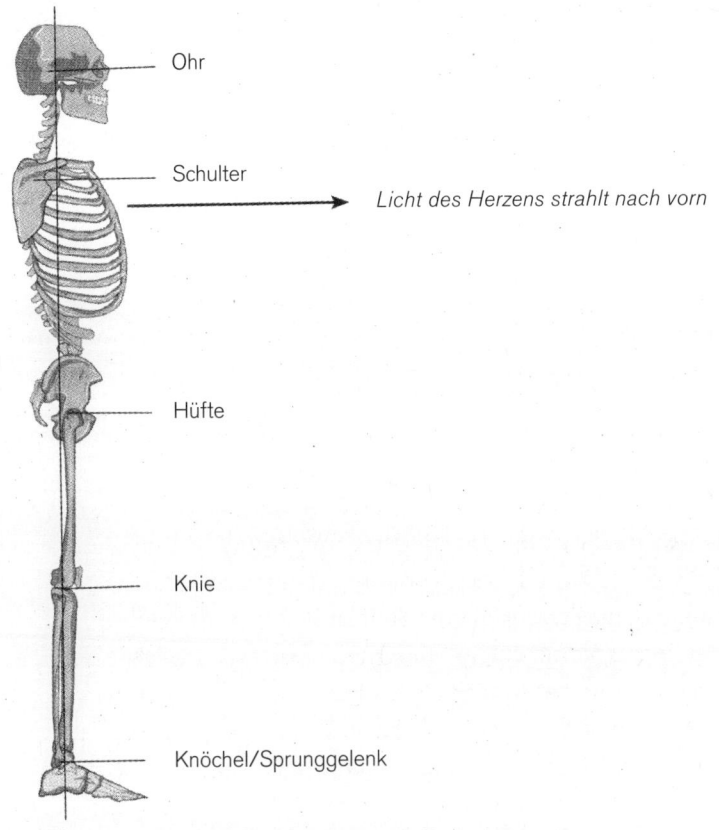

Ohr

Schulter

Licht des Herzens strahlt nach vorn

Hüfte

Knie

Knöchel/Sprunggelenk

Abbildung 4.1 Stapelung der Gelenke

Am Anfang, wenn der Körper so ungeeignete Haltungen gewohnt ist wie etwa sich mit einer Hüfte herausragend hinstellen, oder mit eingesunkenem Brustkorb, mag Ihnen diese ganze Ausrichtung schwierig erscheinen. Mit der Zeit aber, und mit zunehmender Übung (einschließlich regelmäßigen Yogas, um schwache Muskeln zu kräftigen und verhärtete zu lockern), wird die gute Haltung immer leichter, bis sie praktisch ohne jede Anstrengung gelingt. Die richtige Ausrichtung beim Stehen erlaubt dem Knochengerüst, seine Aufgabe, den Körper zu tragen, mit einem Minimum an Muskelkraft zu erfüllen. Und wenn Sie lernen, Ihre Aufmerksamkeit auf die chronisch verspannten Stellen zu richten, und dem Atem erlauben, die Spannungen aufzulösen, werden Ihnen diese guten Angewohnheiten in Fleisch und Blut übergehen, bringen Leichtigkeit in Ihre Bewegungen und machen Sie schmerzfrei.

Anmutig sitzen

Die Grundregeln für eine gute Sitzhaltung sind ganz ähnlich wie die fürs Stehen. Tatsächlich wird die ausgewogene Sitzhaltung oft auch die Pose des „sitzenden Berges" genannt (siehe Kapitel 5). Wie bei allen Yogaposen beginnen wir mit dem Fundament, mit dem Körperteil, der auf dem Boden aufliegt und uns trägt, und erden uns dort. Dann dehnen wir uns von dort aus, wo der Bodenkontakt ist, und erzeugen eine Streckung der Wirbelsäule.

Wenn Sie auf einem Stuhl sitzen, lastet das meiste Gewicht auf dem Po und ein wenig auf den Füßen. Die Teile des Beckens, die uns beim Sitzen tragen sollen, sind die beiden abgerundeten Verdickungen am *Ischium, tuberositas ischiadica,* besser bekannt (was uns kaum überrascht) als unsere „Sitzhöcker" oder „Sitzknochen". Vor den Tagen der Polsterstühle saßen die Menschen ganz natürlich auf ihren Sitzknochen, da das Zurücklehnen auf das Steißbein auf einer harten Unterlage sehr ungemütlich ist. Aber in einer Welt aus Polsterstühlen, Sesseln, kuscheligen Sofas und dicken Kissen, die unserer Bequemlichkeit dienen und zum Herumlungern beim Lesen oder Fernsehen im Bett einladen, haben viele von uns den Kontakt zu unseren natürlichen Sitzknochen verloren und sitzen stattdessen auf dem Steißbein oder Kreuzbein, was die Schmerzen vorprogrammiert, da der Rücken sich rundet, die Schultern normalerweise einsinken und das Kinn sich vorschiebt.

Hier sind drei einfache Schritte für eine gute Sitzhaltung auf dem Stuhl:

1. Stellen Sie beide Füße flach auf den Boden. Wenn sie nicht bis zum Boden reichen, nehmen Sie einen Fußschemel.

2. Gleiten Sie mit den Händen unter das Gesäß und erspüren Sie die beiden harten Knubbel am Beckenboden; das sind Ihre Sitzknochen. Dann schieben Sie das Gesäßfleisch sanft zur Seite, bis Sie fühlen können, wie Ihre Sitzknochen das Gewicht an die Stuhlfläche abgeben. Nehmen Sie sich einen Moment Zeit, um nach unten zu sinken; verwurzeln Sie sich durch Ihre Sitzknochen und spüren Sie die Verbindung der Fußsohlen zum Boden oder Schemel.

3. Von dieser Grundposition dehnen Sie den Scheitelpunkt des Kopfes nach oben zum Himmel aus, um die Wirbelsäule zu strecken. Wie bei der Standposition:

- Halten Sie das Kinn parallel zum Fußboden (vermeiden Sie die Tendenz, das Kinn hochzuschieben).

- Lassen Sie die Schultern locker fallen, von den Ohren weg.

- Stellen Sie sich ein Licht am Brustbein vor, das als „Herzlicht" nach vorn ausstrahlt, nicht in Richtung Boden.

- Stapeln Sie die Gelenke übereinander, so dass, wenn man Sie von der Seite betrachtet, die Schulter direkt über der Hüfte, und das kleine Loch im Ohr direkt über der Schulter liegt.

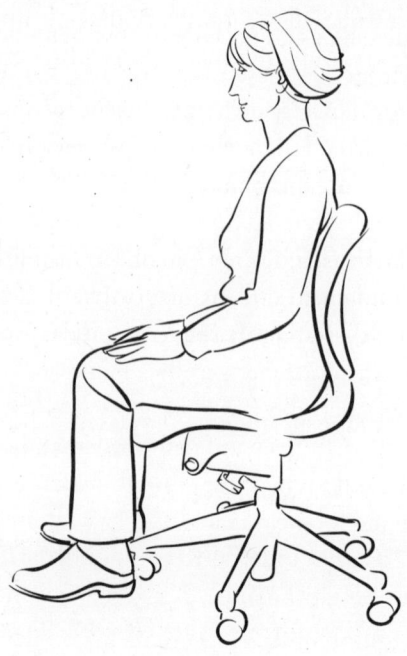

4.2 Anmutig sitzen

Die richtige Haltung im Alltag

Drei Grundkonzepte werden Ihnen helfen, in praktisch jeder Situation eine gute Haltung einzunehmen:

- Die Wirbelsäule aufrichten, unter Beibehaltung ihrer natürlichen Kurvenform.

- Den Hals und Nacken in einer Linie mit der Wirbelsäule halten.

- Nur die Muskeln benutzen, die Sie wirklich brauchen, die restlichen locker lassen.

Eine gute Haltung ist einfach. Doch in unserer stressbeladenen Welt, wo viele von uns längere Zeiträume im Sitzen verbringen –

oft auf Stühlen, deren Design nach dem Aussehen oder nach Wirtschaftlichkeit erfolgt –, müssen wir normalerweise erst unsere Umgebung anpassen, damit sie für die Erhaltung einer gesunden Ausrichtung förderlich ist. Hier sind einige Leitlinien, mit denen Sie sich die nötige Unterstützung verschaffen:

An Ihrem Schreibtisch: Prüfen Sie, ob der Stuhl Ihrem Körper angepasst ist und eine Lendenstütze aufweist, die der natürlichen S-Kurve des Rückgrats folgt. Wenn der Stuhl das nicht hat, legen Sie ein zusammengerolltes Handtuch oder ein kleines Kissen zwischen die Rückenregion und die Stuhllehne. Wenn die Füße nicht flach auf dem Boden aufliegen können, verwenden Sie eine Fußstütze. Einige neuere ergonomische Stühle haben auch eine Nackenstütze, was eine ausgezeichnete Wahl sein kann, um den Kopf in der richtigen Position zu halten und Belastungen im Nacken zu vermeiden. Wenn Sie einen Laptop benutzen, wäre eine Dockstation ratsam, ebenso ein externer Monitor sowie eine zusätzliche Tastatur, damit Sie am Bildschirm nicht zusammengezogen und vorgebeugt arbeiten müssen, um etwas zu sehen. *(Der öffentliche Gesundheitsdienst OEGD bietet ausgezeichnete Informationen zur ergonomischen Gestaltung des Computer-Arbeitsplatzes, z. B. unter www.gesundheitsamt-bw.de/oegd/Gesundheitsthemen/ Arbeitsmedizin/Ergonomie.)* Vermeiden Sie, längere Zeiträume im Sitzen zu verbringen. Legen Sie so oft wie möglich kurze Pausen zum Gehen ein, wenigstens können Sie öfter zwischendurch aufstehen und sich strecken, am besten ein paar Minuten stündlich. Und biegen Sie Ihren Rücken zurück, als Gegengewicht zu der vorgebeugten Haltung (siehe Kapitel 5, 27. „Rücken nach hinten biegen"). Seien Sie sich auch bewusst, dass bei intensiver Konzentration am Computer der Atem dazu neigt, flacher zu werden. Versuchen Sie, Ihren Atem sowohl zu spüren als auch zu hören, wenn Sie mit der Tastatur oder Maus oder mit beidem arbeiten.

Körperpflege: Vermeiden Sie beim Zähneputzen jedes Vornüberbeugen. Halten Sie Ihr Rückgrat aufrecht, während Sie die Zähne bürsten, und zum Ausspucken beugen Sie die Knie und lehnen sich aus dem Hüftgelenk (nicht aus der Taille) nach vorn – der Rücken bleibt dabei gerade. Arrangieren Sie Ihren Spiegel so, dass Sie den Rücken gerade aufrecht halten können, in seiner natürlichen Kurvenform, ob Sie sich rasieren oder Make-up auflegen.

Am Telefon: Sie sollten den Hörer *niemals* zwischen Ohr und Schulter klemmen; gewöhnen Sie sich an, eine Freisprechanlage zu benutzen. (Preisgünstige Kopfhörersets, die zu den meisten schnurlosen Telefonen passen, gibt es beim Elektronikhändler.) Das fördert nicht nur die gute Körperhaltung, Sie haben dann außerdem beide Hände frei und können die Telefonierzeit für ein paar einfache Streckübungen nutzen.

Gehen: Beim Gehen erinnern Sie sich daran, sich vom Scheitelpunkt des Kopfes her aufzurichten und das Licht des Herzens nach vorn ausstrahlen zu lassen – und nicht hinunter in die Gosse. Richten Sie auch den Blick nach vorn, nicht nach unten. Wenn Sie etwas Schweres zu tragen haben, benutzen Sie einen Rucksack, der das Gewicht gleichmäßig über den Körper verteilt. Aber überladen Sie ihn nicht. Wenn Sie etwas tragen müssen, das mehr als 10 bis 15 Prozent Ihres Körpergewichts wiegt, sollten Sie lieber eine Rolltasche oder einen Einkaufstrolley benutzen, und die Hand, mit der sie ziehen, öfter wechseln.

Schlafen: Sie sollten lieber auf dem Rücken oder der Seite liegen als auf dem Bauch. Das Kissen soll die natürliche Nackenkrümmung unterstützen und nicht so hoch sein, dass der Kopf zu weit nach oben aufliegt, weil das den Nacken streckt. Wählen Sie für Ihr Kissen ein Material, das sich Ihrer Nackenform anpassen kann, beispielsweise Daunen.

In der Küche: Während aller Arbeiten, die Sie im Stehen verrichten – beispielsweise beim Salatwaschen, Gemüseschneiden oder Topfrühren – bleiben Sie mit Ihrer Aufmerksamkeit bei Ihrer Körperhaltung. Stehen Sie gerade, wenn Sie arbeiten, und wenn Sie die Arme beim Kochen benutzen, versuchen Sie, die Schultern dabei locker und von den Ohren weg zu halten.

Autofahren: Der Sitz soll so eingestellt sein, dass Sie die Beine frei bewegen und die Pedale gut erreichen können, während der Rücken an die Sitzlehne angeschmiegt bleibt. Falls der Fahrersitz keine gute Lendenwirbelstütze hat, gibt es auch speziell für diesen Zweck hergestellte Rückenrollen zu kaufen, oder Sie stecken ein leichtes Kissen zwischen Ihr Kreuz und den Sitz. Überprüfen Sie, ob die Spiegel richtig eingestellt sind, und denken Sie immer daran, die Wirbelsäule gestreckt zu halten (vom Scheitelpunkt ausgehend), besonders, wenn Sie den Kopf wenden wollen, beispielsweise zum Spurwechseln. Nehmen Sie beide Hände ans Steuer, mit leichtem Griff, keiner Todesumklammerung, und lockeren Schultern. Idealerweise sollte die Kopfstütze, um bei einem Unfall einem Schleudertrauma vorzubeugen, sich mindestens ebenso hoch befinden wie der Schwerpunkt des Kopfes (das sind ungefähr 9 cm unterhalb der höchsten Stelle des Kopfes), mit so wenig Zwischenraum wie möglich zwischen Hinterkopf und Stütze (am besten weniger als 10 cm). Leider sind nicht alle Automarken gleich gut ausgerüstet (siehe dazu: ADAC/Schleudertrauma/Heckaufpralltest 2005, 2007). Auf langen Fahrten sollten Sie regelmäßige Pausen einlegen, die Beine vertreten und sich strecken.

Auf dem Hof oder rund ums Haus: Wenn Sie auf Ihre Haltung achten, kann das Schmerzen verhüten, besonders beim Bücken oder Heben. Wenn Sie sich vorbeugen, sollte der Rücken nicht gekrümmt werden. Stattdessen beugen Sie die Knie und lehnen sich vom Hüftgelenk aus vor, mit gedehntem Rückgrat, unter Beibehaltung seiner natürlichen Form. Halten Sie die Gegenstände, die Sie aufheben wollen, so weit es geht, mittig zu Ihrem Körper. Und denken Sie an den Hals, der in einer Linie mit der Wirbelsäule verlaufen soll.

Herumlungern: Ob Sie es sich auf einer Couch gemütlich machen, zu zweit kuscheln oder in Ihrem bevorzugten Liegesessel ausruhen, achten Sie darauf, dass Sie auf Ihren Sitzhöckern und nicht auf dem Kreuzbein sitzen. Es ist in Ordnung, die Füße auf einen Polsterschemel hochzulegen, solange der Rücken bequem abgestützt ist (mit Kissen, falls nötig auch mit einem zusammengerollten Handtuch oder einer Decke), damit der natürliche Verlauf der Wirbelsäule erhalten bleibt.

Haltungstipps

Indem Sie sich einfach Ihrer Haltung bewusst sind und Ihr Bestes tun, das Rückgrat aufrecht und gedehnt und den Kopf gerade zu halten, können Sie tief greifende Auswirkungen auf Ihre Gesundheit im Nacken- und Schulterbereich erzielen. Als Teil dieser Achtsamkeitspraxis richten Sie die Aufmerksamkeit darauf, wie Sie gewohnheitsmäßig mit Ihrem Körper umgehen und achten Sie darauf, wie das Ihre Haltung beeinflusst. Tragen Sie beispielsweise eine schwere Aktentasche oder Schultertasche, die eine korrekte Haltung erschweren? Falls ja, ziehen Sie andere Lösungen in Betracht, Sie könnten auf einen Rucksack ausweichen, oder zwei kleinere Taschen nehmen, für jede Hand eine. Benutzen Sie bei Ihren alltäglichen Verrichtungen überwiegend nur Ihre dominante Hand? Falls ja, wechseln Sie spielerisch zur nicht dominanten Hand, wenn Sie Türen öffnen, Gegenstände anheben, Tische abwischen, oder im Topf rühren. Vielleicht wechseln Sie auch Ihre Computer-Maus für einen Tag mal auf die andere Seite, um zu spüren, ob Sie einen Unterschied im Nacken- und Schulterbereich bemerken. Ein bisschen „Detektivarbeit", indem Sie Ihre Haltung beobachten und herausfinden, wie Ihr Verhalten Ihre Empfindungen im Nacken und in den Schultern beeinflusst, kann für die Befreiung von Schmerzen ausgesprochen nützlich sein.

5

Heil-Yoga-Praxis zur Verhütung und Linderung von Nacken- und Schulterschmerzen

Eine der wichtigsten Fragen, die ich neuen Kursteilnehmern stelle, lautet: „Was erhoffen Sie sich von der Yogapraxis?" Diese Frage stelle ich aus zwei Gründen. Zum einen nützt es mir, zu wissen, was jemanden zum Yoga führt, damit ich seine Erwartungen und Bedürfnisse verstehen kann. Zum anderen nützt es den Lernenden, sich selbst darüber klar zu werden, was sie für sich vom Yoga wünschen.

Der yogische Begriff für diesen Prozess lautet *samkalpa*. Das wird allgemein mit „Absicht, Wille, Entschlossenheit" übersetzt und meint ein Verlangen oder einen Wunsch, den wir klar ausdrücken und bekennen, wie einen Vorsatz zum Neuen Jahr, der unsere Energien in eine bestimmte Richtung kanalisieren soll. Dieses Konzept würdigt die Bedeutung der Verbundenheit zwischen Geist und Körper und veranschaulicht die Kraft des Yoga, das Geistige zur Heilung und spirituellen Entwicklung nutzbar zu machen. Wenn

Sie ziellos auf die Yogamatte steigen und sich gedankenlos durch die Bewegungen manövrieren, wird das Ergebnis wahrscheinlich ein anderes und weniger effektives sein, als wenn Sie eine feste Absicht für Ihre Übung fassen und sich dann achtsam entlang des selbst gewählten Weges voranbewegen.

Nach den Antworten zu urteilen, sind zwei der häufigsten Errungenschaften, die die Teilnehmer sich durch Yoga erhoffen, Flexibilität und Stressabbau. Andere typische Antworten – wie etwa Entspannung, tieferer Schlaf und Frieden – reflektieren unsere allgegenwärtige Sehnsucht nach weniger Stress. Und wenn ich zu Beginn des Kurses nachfrage, ob jemand „besondere Wünsche" hat, passiert es tatsächlich oft, dass jemand herausplatzt, und nur teilweise aus Spaß: „Können wir heute einfach nur Shavāsana (die Entspannungspose) machen?" Die anderen lachen, nicken zustimmend und bestätigen damit ihr Bedürfnis, den Stress loszulassen und sich auf die innere Stille und den Frieden einzustimmen, der dieser abschließenden Entspannungspose innewohnt.

So hungrig die Leute auch nach Befreiung vom Stress sind, finden es die meisten doch unerwartet schwierig, aus einem geschäftigen Tag einfach in die Stille zu kommen. Wenn ich sie bitte, sich still hinzusetzen oder zu legen, rutschen sie erst einmal unruhig herum – mit fahrigen Fingerbewegungen, hibbelig in den Beinen, verziehen ihre Mienen –, während ihr aktiver Geist weiter fortfährt mit seinem Geplapper und ihre angespannten Körper nach Entspannung suchen. Das ist der Grund, weshalb Yoga auf einer Reihenfolge aufbaut, angefangen mit dem *Zentrieren,* sich in der eigenen Mitte sammeln, der wichtige Übergang aus unserer typischen Blickrichtung nach außen mit der Betonung auf Handeln zur Wendung der Aufmerksamkeit nach innen, mit der Betonung einfach auf *Sein. Achtsamkeit auf den Atem* ist ein wesentlicher Bestandteil dieser Verlagerung, da unser Atem uns zu einer Verbindung von Körper und Geist verhilft und uns in den gegenwärtigen Moment bringt. Als Nächstes kommt dann die Pose *(āsana)* oder Körperstellung, die die körperliche und mentale Verfassung entspannt und ausgleicht, den Energiefluss verstärkt, uns kräftigt und Ausdauer und Flexibilität erzeugt. Dies wiederum ist die Vorbereitung für die *Meditation,* wo wir in die Stille und in Kontakt mit unserem wahren Selbst kommen.

Die weichen, friedvollen Gesichtsausdrücke der Menschen nach der Yogapraxis sind so frappierend verschieden von ihren gehetzten, verspannten Gesichtern vor dem Kurs, dass ich oft in Versuchung gerate, Vorher- und Nachher-Aufnahmen von den Gesichtern meiner Studenten zu machen, um den wunderbaren Übergang von gestresst und streng zu entspannt und selig aufzuzeigen. Diese Fotogalerie würde ich betiteln mit: „So sieht dein Gehirn mit Yoga aus".

Die Praxis im Überblick

Da dieses Buch der Heilung von Nacken- und Schulterschmerzen gewidmet ist, sind die Übungen dazu angelegt, die Beweglichkeit und Kraft in diesen Bereichen zu fördern – und Sie werden sehen, dass ein ganzer Abschnitt besonders den für Hals, Schultern, Arme, oberen Rücken und Gesicht relevanten Yogaposen gewidmet ist. Aber da Yoga eine ganzheitliche Disziplin ist, erkennen wir durchaus, dass Schmerz in einem Bereich auch mit Ungleichgewichten an anderen Stellen zusammenhängt. Wollen wir eine echte Heilwirkung erzielen, ist es ebenso wichtig, im gesamten Körper Kraft, Flexibilität und gute Haltung aufzubauen, das fördert und verbessert entsprechend die Gesundheit im Hals- und Schulterbereich. Daher besteht diese Praxis aus sechs Teilen:

1. **Zentrierung und Atmen:** Achtsamkeit und Atmen üben helfen, den Geist zu sammeln, die Atmung zu vertiefen und Körper und Geist durch den Atem zusammenzubringen.

2. **Ganzkörperdehnung:** Eine Reihe von Aufwärmübungen, die zur Lockerung, Anregung des Kreislaufs und Stärkung des Energieflusses durch den ganzen Körper dienen.

3. **Standposen:** Diese Stellungen fördern Stärke, Ausgeglichenheit, Beweglichkeit, Stabilität und Selbstvertrauen. Wir lernen, auf unseren eigenen zwei Beinen zu stehen (und manchmal nur auf einem!) – in einer guten Ausrichtung, und das ist wesentlich für unsere körperliche und seelische Gesundheit.

4. **Hals - und Schulterposen:** Diese Stellungen dienen dazu, Spannungen zu lösen, uns kräftiger und beweglicher in diesen Bereichen zu machen, besonders also im Hals, den Schultern, im oberen Rücken, in den Armen, Händen und im Gesicht.

5. **Rückenbiegeposen:** Diese dynamischen und energetisierenden Übungen tragen zur Kräftigung des Rückens bei, verbessern seine Gesundheit und wirken den Tendenzen zu krummen Schultern und vorgestreckter Kopfhaltung entgegen.

6. **Tiefenentspannung:** Diese Yogaübung, *shavāsana* oder auch Totenpose genannt, ist eine Totalentspannung von Kopf bis Fuß, die uns die überraschend schwierige Kunst des Loslassens lehrt, indem wir uns völlig der Erde überlassen.

Wann praktizieren

Idealerweise führen Sie die Übungsfolge jeden Tag durch, das wird etwa 45 Minuten bis zu einer Stunde dauern. Aber wenn das zu viel zeitliche Verpflichtung bedeutet, reicht auch weniger. Sogar nur fünf Minuten pro Tag zu üben kann erheblichen Nutzen bringen, sagt der berühmte Yogameister T.K.V. Desikachar. Ich hatte die Gelegenheit, Desikachar für einen Artikel im *Yoga Journal* (Krucoff, 2007) zu interviewen, und er erzählte mir, dass er neue Yogaschüler stets fragt, wie viel Zeit sie täglich zum Üben haben. Wenn jemand ihm sagt, er habe nur fünf Minuten, stellt er eine entsprechende Übung für fünf Minuten zusammen. Er betont, wie wichtig es sei, die Menschen da abzuholen, wo sie sind, und einen Zeitraum zu wählen, den sie erfüllen können, statt auf längeren Perioden zu bestehen, die ihnen zu schwerfallen oder die sie dann ganz auslassen. Unterm Strich zählt, dass kurzes, regelmäßiges Üben besser ist als eine lange Übungsreihe, für die Sie nur selten Zeit haben. Mit anderen Worten ist es besser, jeden Tag ein wenig Yoga zu machen, als ab und zu viel Yoga. Desikachar sagt (Krucoff, 2007), dass tägliches Praktizieren, wie kurz auch immer, dazu beiträgt, dass wir uns Yoga zur Gewohnheit machen. Er stellte fest, dass Menschen, die mit fünf Minuten täglich beginnen, sich normalerweise um vieles besser fühlen, sodann den Wert und Nutzen des Übens einsehen und sich mehr Zeit für weitere Übungen nehmen.

> Kurzes, regelmäßiges Üben ist besser als eine lange Übungsfolge, für die Sie selten Zeit haben.

Am allerwichtigsten ist, sich selber verbindlich auf das regelmäßige Üben festzulegen. Entscheiden Sie also, wie viel Zeit Sie Ihrem Yoga widmen können und verpflichten Sie sich dann, täglich etwas Yoga zu üben. Wenn Sie beispielsweise fünfzehn Minuten pro Tag haben, könnten Sie (1) drei Minuten lang mit Zentrieren und Atmen zubringen, (2) acht Minuten lang die Ganzkörperdehnungen (oder Stand- und Rückenbiegeposen) und dann (3) vier Minuten Hals- und Schulterposen. Vergewissern Sie sich, dass Sie am Ende einer Woche die meisten Stellungen wenigstens zweimal gemacht haben. Und vielleicht können Sie sich einmal pro Woche auf eine längere Sitzung einlassen, in der Sie die ganze Übungsreihe ausführen.

In unserer geschäftigen Welt wird Zeitmangel oft als größte Hürde vor der persönlichen Praxis angegeben. Aber wenn wir einräumen, dass z. B. der Durchschnittsamerikaner vier Stunden pro Tag vor dem Fernseher verbringt, wird klar, dass der gefühlte Zeitmangel nichts als eine Ausrede ist. Die wahren Gründe, warum wir nicht praktizieren, haben oft mit ganz anderen Faktoren zu tun, etwa mit Erschöpfung, Ängsten, Faulheit oder Schuldgefühlen. Womit wir unsere Zeit verbringen, liegt doch an uns, ist Sache der eigenen Entscheidung, wir haben die Wahl, ob wir auf etwas anderes verzichten wollen, um fünfzehn bis sechzig Minuten täglich dem Yoga widmen zu können. Vielleicht bedeutet so ein „Opfer" für Sie, dass Sie auf einige Zeit verzichten, die Sie sonst im Internet surfen, mit Telefonieren zubringen, mit Fernsehen oder Einkaufen. Die gute Nachricht dabei ist, dass die Zeit, die Sie mit Yoga verbringen, mit der gesteigerten Energie, Flexibilität, Stärke, Ausgeglichenheit und der durch das Praktizieren hervorgerufenen Ruhe mehr als wettgemacht wird.

Die beste Art, sich die Yogapraxis zur Gewohnheit zu machen, besteht darin, die Sitzungen jeden Tag um die gleiche Zeit durchzuführen. Da die Posen vorzugsweise mit leerem Magen geübt werden, ist es wichtig, den Zeitpunkt auf mindestens zwei Stunden nach einer größeren Mahlzeit oder eine Stunde nach einem Imbiss zu legen. Dies ist einer der Gründe, warum traditioneller Yoga früh am Morgen vor der ersten Mahlzeit stattfindet. Der frühe Morgen gilt auch in energetischer Hinsicht als die günstigste Zeit. Die traditionellen Yogīs erachteten die Zeit kurz vor dem Sonnenaufgang *(brāhmamuhūrta)* als die beste Zeit für die Übungen, da die Atmosphäre dann am höchsten mit Prāna aufgeladen ist, was, wie an anderer Stelle bereits erwähnt, das Sanskritwort für Lebensenergie oder Vitalkraft ist. Moderne Forschungsergebnisse belegen, dass Menschen, die morgens als Erstes ihre Übungen machen, auch eher dazu neigen, mit ihrem Programm durchzuhalten.

In unserer Kultur stehen dem Praktizieren zu früher Morgenstunde wenig andere Verpflichtungen im Wege; morgendliche Sitzungen werden seltener wegen plötzlich auftauchendem Arbeitspensum oder Familienpflichten ausfallen müssen. Ein weiterer guter Zeitpunkt zum Üben wäre nach der Arbeit, aber vor dem Abendessen. Ihr Magen wird vermutlich relativ leer sein, und das Ablegen der Arbeits- oder Tageskleidung, um sich auf die Matte zu begeben, kann als willkommene Gelegenheit erlebt werden, sich auf die „nicht tuende" Haltung des Yoga einzulassen. Das vorabendliche Praktizieren kann großartig sein, um den Stress des Arbeitstages hinter uns zu lassen – eine wahrhaft „goldene" Stunde für Körper und Seele.

Der spätere Abend mag sich für eine sanfte, erholsame Übung oder Meditation eignen. Aber es ist nicht ratsam, eine lebhafte Übung oder eine mit Rückenbiegen (weil sie energetisierend sind) kurz vor dem Zubettgehen zu machen, das könnte Sie am Einschlafen hindern. Je nach Ihrem Tagesplan könnte auch der spätere Vormittag oder vor dem Mittagessen eine schöne Zeit für eine Mittagspause mit Yoga sein. Alles in allem ist für Sie die beste Zeit zum Praktizieren diejenige, die am besten in Ihr Leben passt!

Die beste Zeit zum Praktizieren ist die, die am besten in Ihr Leben passt.

So wichtig es auch ist, die Praxis zum Bestandteil Ihres Lebens zu machen, ist es paradoxerweise ebenso wichtig, nicht zu rigide dabei zu werden. Eines der Prinzipien auf dem Yogaweg ist Ungebundenheit, sogar von der Praxis der Āsanas (Körperstellungen). Dies ist einer der Gründe, warum traditionell an den Neumond- und Vollmondtagen keine Āsanas vollzogen wurden. Wenn es also Tage gibt, an denen Sie entweder zu müde sind oder sich unwohl fühlen, sei es physisch oder emotional, ist es völlig in Ordnung, die Uhr auf zehn bis fünfzehn (oder mehr) Minuten einzustellen und einfach nur Sammlung und Atmung oder Tiefenentspannung oder beides zu machen. Da es beim Yoga gleichermaßen um „nicht tun" wie um „tun" geht, wird es manchmal am geeignetsten und heilsamsten sein, einfach still zu liegen und sich auf den Atem zu konzentrieren. Aber es geht auch um ein Gleichgewicht, deshalb sind, falls Sie nicht krank sind, die aktiveren Posen ebenfalls wichtig.

Und denken Sie daran, dass Yoga am wirksamsten ist, wenn Sie Ihre Übungen nicht auf die Zeit auf der Matte beschränken. Verweben Sie so viel wie möglich die hier vorgestellten Haltungen mit

Ihrem Tagesablauf, Arme „knuddeln" am Schreibtisch, Schulter-zucken am Telefon in der Warteschleife oder Löwengrimasse unter der Dusche. Wo immer Sie wann auch immer anstehen müssen – in einer Bank, beim Gemüsehändler, im Postamt – praktizieren Sie die Bergpose (siehe Kapitel 6, „Üben ohne Matte"). Diese Posen lenken Ihre Aufmerksamkeit auf die Stellen, wo gewohnheitsmä-ßig Verspannungen sitzen. Sie lernen, die chronische Anspannung loszulassen, Sie dehnen und kräftigen die Muskeln, die Ihren Kopf, den Hals und die Schultern in gesunder Haltung tragen.

Wie viel Zeit auch immer Sie Ihrem Yoga widmen wollen, den-ken Sie daran, dass es auf jeden Fall besser ist, wenige Übungen gut auszuführen, als sich durch viele Übungen hindurch zu het-zen, weil es beim Yoga nicht nur darum geht, *was* wir tun, son-dern vor allem *wie* wir etwas tun.

(Teile in diesem Abschnitt sind ein Nachdruck aus dem Kurs der Autorin *Yoga for Everyone* (2003), mit Genehmigung von *Powered Inc.*, Austin, Texas.)

Wie praktizieren

Wenn Sie die westliche Herangehensweise an Körperertüchtigung gewohnt sind, wo gilt: Je heftiger wir uns anstrengen, umso bes-ser das Ergebnis, dann mag Yoga für Sie eine besondere Heraus-forderung sein. Die Körperstellungen sind nicht das eigentlich Schwierige. Was uns im Westen, Europäern wie Amerikanern glei-chermaßen, so schwerfällt, ist die „nicht strebende" Geisteshaltung, die für Yoga so wesentlich ist. Für diejenigen von uns, die durch-drungen sind von kulturellen Botschaften wie „ohne Fleiß kein Preis", „von nichts kommt nichts", „Schönheit muss leiden", „durch Schmerz zu den Sternen" und „gib alles, hol' dir Gold", mag es eine Weile dauern, sich mit der yogischen Vorstellung vertraut zu machen, in der sich Anstrengung und Hingebung die Waage halten.

Im Yoga wird erkannt, dass Anstrengung eigentlich noch größere Verspannungen erzeugen kann und uns nur weiter von unserem Wunschziel entfernt. Anstatt uns also mit Muskelkraft in eine Pose zu hieven, was zu Verletzungen führen könnte, lernen wir, in eine Pose hinein zu entspannen, was viel tiefer geht. Yoga lehrt uns, wie fein wir auf unsere Empfindungen in der Pose achten können, wie wir eine Bewegung nur bis zu einem gewissen Punkt ausführen, vor der Überbelastung haltmachen, und dann dem Atem erlauben, sich in der Haltung zu entfalten.

Mit anderen Worten, wir gehen im Yoga normalerweise so vor, dass wir nicht härter, sondern *weicher* arbeiten – entspannen, lockern und loslassen; oder noch besser, indem wir die Pose gar nicht *erarbeiten,* sondern sie *spielerisch entstehen lassen.* Das bedeutet:

- da beginnen, wo wir sind (nicht wo wir denken, wo wir sein sollten);

- uns selbst liebevoll so akzeptieren, wie wir sind;

- ehrlich damit sein, wie sich die Pose anfühlt (wenn sie wehtut, etwas drosseln!);

- unser Ego loslassen, auch die Bedenken, wie wir aussehen mögen oder wie wir im Vergleich zu anderen abschneiden;

- unseren Atem spüren und im Körper gegenwärtig bleiben (nicht an die Arbeit oder andere Menschen denken, oder was im Fernsehen läuft);

- jede Pose bis zu einem Punkt milder Spannung bringen, aber *nie* bis zum Schmerz;

- geduldig sein; wie das Aufblühen einer Rosenknospe nicht forciert werden kann, so braucht es Zeit und Übung, um die wesentlichen Fortschritte zu erzielen;

- Freude haben. Erinnern Sie sich an das Gefühl als Kind, wenn die Pausenglocke läutete und wir auf den Spielplatz rennen durften, zum Springen, Hüpfen, Schaukeln oder was immer das kleine Kinderherz und der kleine Körper begehrte? Yoga bietet die Gelegenheit für eine solche tägliche Pause. Also geht es beim Praktizieren nicht nur um den Aufbau von Kraft und Flexibilität, sondern auch um die wertvolle Chance, sich an den Empfindungen zu freuen, wenn wir unseren Körper durch den Raum bewegen, wenn wir tief atmen und unsere Gliedmaßen mit Energie aufladen. Es ist die Chance, Dankbarkeit für das Geschenk des Körpers und des Atems zu empfinden und auszudrücken.

Regeln für die Praxis

Bitte behalten Sie beim Praktizieren dieses kleine Yoga-Abc im Sinn:

Achtsamkeit: Bleiben Sie, so weit möglich, während der ganzen Übungszeit achtsam und, ohne an anderes zu denken, gegenwärtig im Körper, konzentriert auf den Atem und das, was Sie in der Gegenwart erleben. Wenn die Gedanken abwandern, weg vom Atem und von der Pose, dann bemerken Sie, aber bitte ohne darüber zu urteilen, wie der Geist ständig plappert, und lassen Sie dann diese Gedanken los, wie ein Kind einen Luftballon loslässt. Sodann lenken Sie die Aufmerksamkeit wieder zurück zum Atem und Ihrer Pose.

Atmung: Halten Sie den Atem während des Praktizierens langsam, tief und gleichmäßig. Wenn Sie merken, dass Sie nicht langsam und tief durchatmen können, ist das ein Zeichen dafür, dass Sie sich zu sehr anstrengen, also fahren Sie die Pose zurück und finden Sie eine Stelle, an der Sie langsam und tief atmen können. Auf diese Art wird unser Atem zum Lehrer, er lässt uns wissen, wenn wir in Stress geraten.

Gleichgewicht: Halten Sie beim Üben die Waage zwischen tun und nicht tun, Anstrengung und Hingabe, Mut und Vorsicht. Seien Sie nicht träge, aber drängen Sie auch nicht!

Wohlbehagen und Stabilität: Die alten Yogatexte sprechen davon, dass die Pose „standfest und bequem" sein sollte, oder – je nach Übersetzung – „entspannt und stabil" oder „süß und ruhig". Wenn Sie sich also abmühen, um eine Pose für ein Kalenderfoto abzugeben, wäre das Turnen oder Gymnastik, aber kein Yoga. Der Ansatz des Yoga besteht darin, sich in jede Pose nur so weit hineinzubegeben, wie man eine Dehnung als angenehm empfindet, dann dem Atem erlaubt, die Pose zu vertiefen und zu entfalten.

Genauso entscheidend ist aber die Einsicht, dass es im Yoga, wie bei jeder Art körperlicher Betätigung, auch ein Verletzungsrisiko gibt. Normalerweise verletzen sich Menschen beim Yoga, weil sie übereifrig sind und eine Übung erzwingen wollen, mit anderen Worten, weil sie all die bereits genannten Prinzipien, *nicht abmühen*, *nicht übertreiben*, *nicht anstrengen*, *nichts erzwingen*, ignorieren. Wichtig ist auch die Erkenntnis, dass nicht jede Pose für jede Person geeignet ist. Zwar sind die Posen in unserer Sequenz hier in diesem Kapitel für die meisten Menschen im Allgemeinen sicher, doch wenn Sie gesundheitliche Probleme haben oder wegen eines chronischen Befundes Medikamente einnehmen, ist es ratsam, mit Ihrem Arzt abzustimmen, ob Sie Yoga oder andere neue Arten körperlicher Betätigung beginnen sollten.

Denken Sie daran, dass Yoga nie wehtun sollte. Wenn irgendeine dieser Posen schmerzt oder sich verkehrt anfühlt, tun Sie sie bitte nicht! (Wenn Sie ernsthafte Gesundheitsprobleme haben, sollten Sie einen erfahrenen Yogalehrer oder Yogatherapeuten aufsuchen, der Ihnen individuelle Übungen geben kann, die auf Sie persönlich zugeschnitten sind; wie Sie einen solchen finden, siehe unter Quellen und Arbeitsmaterial.)

Wo praktizieren

Sie brauchen keinen eigenen Raum für Ihr Yoga, aber es kann sehr hilfreich sein, wenn Sie sich einen „heiligen Platz" in einer Ecke oder einem anderen Raumteil einrichten, wo es eine ebene, nicht rutschige Oberfläche gibt, vielleicht einen Holz- oder Parkettfußboden oder festen Teppich. Eine haftende Yoga-Matte kann sehr hilfreich sein (siehe Quellen und Material), aber für die Liegeposen tut es auch ein Badetuch oder eine Liegedecke, und für die Standposen reicht eine feste Unterlage. Ganz wichtig ist, Ablenkungen von vornherein auszuräumen. Wenn möglich, praktizieren Sie in einem ruhigen Zimmer und hinter geschlossenen Türen. Und stellen Sie sicher, dass Klingeltöne, ob Telefon oder Handy, ausgeschaltet sind, etwaige Nachrichten kann der Anrufbeantworter oder die Mailbox entgegennehmen. Bitten Sie die anderen, Ihr Bedürfnis nach Konzentration während der Übungen zu respektieren und Sie in der Zeit nicht zu stören. Manche Menschen mögen auch meditative Musik im Hintergrund, um eine friedliche Stimmung zu erzeugen; andere bevorzugen die Stille.

Vielleicht möchten Sie Ihren Yogabereich auch mit einem inspirierenden Bild oder einem Kunstwerk bereichern, an dem Sie Freude haben und das die meditative Qualität des Bereiches unterstreicht. Ein Wecker kann nützlich sein, wenn Sie für die Übungen nur begrenzt Zeit haben. Dann können Sie die Zeit einstellen und das Klingeln zum Beenden abwarten, ohne zwischendurch auf die Uhr schauen zu müssen.

Zentrieren und Atmen

1. Zentrieren: Liegen Sie auf dem Rücken, mit gebeugten Knien, die Füße flach auf dem Boden, die Arme liegen ruhig an beiden Seiten. Entspannen Sie Schulter und Hals. (Falls das Kinn nach oben ragt, legen Sie ein gefaltetes Handtuch oder eine Decke so unter den Kopf, dass Stirn und Kinn, von der Seite aus betrachtet, auf einer geraden Linie sind. Achten Sie unbedingt darauf, dass der Hals seine natürliche Kurve behält; den Hals nicht lang strecken, indem Sie den Kopf zu hoch lagern.) Lockern Sie die Gesichtsmuskeln und öffnen Sie das Kiefergelenk, so dass die Zahnreihen leicht auseinanderfallen und das Mundinnere erschlaffen kann. Wenn Ihnen geschlossene Augen angenehm sind, schließen Sie die Augen. Wenn Sie die Augen lieber offen halten, ist das auch in Ordnung; halten Sie den Blick aber weich, also ohne etwas Bestimmtes zu fixieren. Richten Sie nun Ihre Aufmerksamkeit auf den Atem.

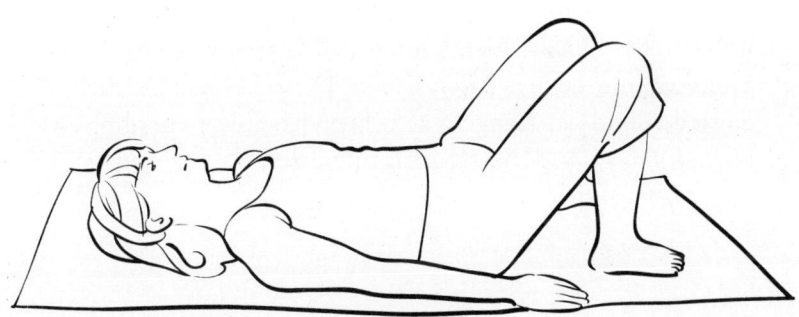

Abbildung 5.1
Zentrieren, achtsames Atmen, Körper-Scan und Spannung ausatmen

2. Achtsames Atmen: Achten Sie auf die Bewegung des Atems, wie er in den Körper ein- und wieder ausströmt. Beobachten Sie dabei alle Empfindungen, die mit dem Atmen zu tun haben. Vielleicht bemerken Sie kühle Luft in die Nasenlöcher einströmen und Wärme beim Ausströmen. Oder Sie spüren vielleicht, wie Ihr Oberkörper sich beim Einatmen ausdehnt und beim Ausatmen zusammenzieht. Wie ist die Beschaffenheit und Qualität des Atems in diesem Moment? Ist er tief und bedächtig, oder eher kurz und abgehackt? Verfolgen Sie die Einatmung ganz bis zum Ende, bis es da eine winzige Pause gibt, wo die Einatmung in die Ausatmung übergeht. Dann folgen Sie der Ausatmung ganz bis zum Ende und beobachten, dass es auch da eine winzige Pause gibt, während der Atem sich zur nächsten Einatmung wendet. Bleiben Sie, so gut Sie irgend können, bei diesem Atem und beobachten Sie, ohne irgendetwas zu beurteilen, wohin der Atem strömt und wohin nicht.

3. Körper-Scan: Begeben Sie sich in Ihr Inneres und schauen Sie sich um, was an diesem Tag ansteht; erspüren Sie, wie Sie sich körperlich fühlen, aber auch mental und emotional. Mit ihrem geistigen Auge unternehmen Sie eine Innenreise durch Ihren Körper und Geist, scannen die ganze innere Landschaft ab, halten Ausschau nach Orten, wo Druck oder Enge, Unbehagen oder „Ungesundes", Schmerz oder Verkrampfung herrscht. Wenn Sie solche Stellen finden, schicken Sie den Atem dorthin, damit er die Bereiche löst und wieder geschmeidig macht.

4. Spannung ausatmen: Gehen Sie mit der Aufmerksamkeit zur Körperrückseite, spüren Sie alle Stellen, die auf der Erde aufliegen, zum Rücken und Po, Hinterkopf, Unterseite der Arme und Fußsohlen. Spüren Sie die Verbindung mit dem Boden, der Sie trägt. Machen Sie sich klar, dass der Boden Sie wirklich trägt und hält, ohne dass Sie irgendetwas dazu tun müssten. Beobachten Sie, ob Sie mit jedem Ausatmen ein wenig mehr loslassen und sich ein wenig mehr dem Halt des Bodens überlassen können. Mit jedem Ausatmen darf der Körper schwerer und entspannter werden, mehr und mehr von seinem Gewicht darf an die Erde übergeben werden. Machen Sie jedes Einatmen zur Gelegenheit, den Körper mit Atem zu erfüllen, und machen Sie jedes Ausatmen zu einer Gelegenheit des Entspannens und Loslösens, lassen Sie alles gehen, was Sie nicht brauchen, und geben Sie Ihr Körpergewicht immer mehr in den Boden ab.

5. Tiefe Bauchatmung: Legen Sie beide Hände auf den unteren Bauch, so dass die Handflächen oberhalb des Schambeins, aber unterhalb des Nabels ruhen. Beim nächsten Atemzug holen Sie ganz tief Luft, die Luft soll bis in die tiefsten Regionen der Lunge strömen, und fühlen Sie, während Ihre Lunge sich vollständig füllt, wie der Bauch sich wölbt und Ihre Hände sanft mit anhebt. Dann beobachten Sie die Gegenbewegung, wie beim Ausströmen der Luft aus der Lunge der Bauch wieder zurückfällt und die Hände sanft mit nach unten nimmt. Machen Sie so einige lange, tiefe Atemzüge und beobachten Sie dabei das sanfte Heben und Senken: einfach einen vollen Atemzug ein, der Bauch wölbt sich und hebt die Hände an; einfach einen vollen Atemzug aus, der Bauch senkt sich und die Hände sinken mit.

Während Sie in dieser Weise fortfahren, langsam und tief ein- und ausatmen, stellen Sie sich Ihre Lungenflügel bildlich als zwei große Ballons vor, die sich bis zum Bauch, in die Rippen und unter das Schlüsselbein ausdehnen. Beim Einatmen stellen Sie sich vor, wie diese Ballons sich vollständig in sechs Richtungen ausdehnen, zu beiden Seiten, nach oben und unten, nach vorn und hinten. Bemerken Sie, wie der Bauch sich hochwölbt und auch, wie der Brustkorb sich nach den Seiten hin ausdehnt, wie ein Akkordeon, das sich mit Luft füllt. Beim Ausatmen lassen Sie alle alte, verbrauchte Luft hinausströmen, und ziehen Sie am Ende der Ausatmung noch die Bauchmuskeln leicht zusammen, ziehen Sie den Bauch leicht in Richtung Rückgrat ein, um die alte, verbrauchte Luft hinauszupressen. Danach den Bauch restlos entspannen, ganz schlaff werden lassen, empfänglich für den frischen, neuen Atem, wenn Sie die Lungen aufs Neue füllen.

Bei jeder Einatmung wölbt sich der Bauch nach oben, die Rippen dehnen sich zu den Seiten aus und der Brustkorb hebt und füllt sich. Bei jeder Ausatmung wird alles wieder weich, der Bauch sinkt in Richtung Rückgrat und presst die alte, schale Luft heraus. Führen Sie diese volle, tiefe Bauchatmung fünf bis sechs Atemzüge hintereinander durch.

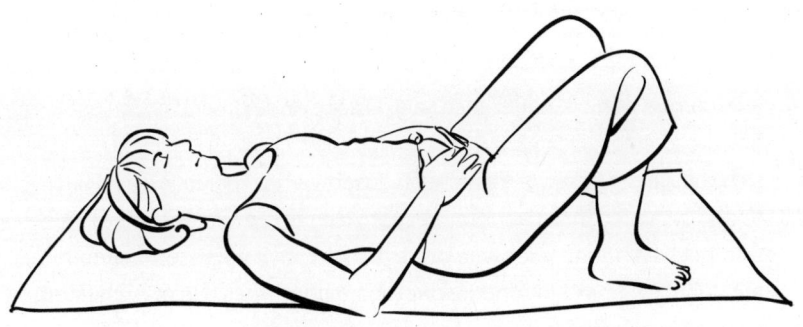

Abbildung 5.2 Tiefe Bauchatmung

Ganzkörperdehnung

6. Hals lockern: Sie liegen mit hochgezogenen Knien auf dem Rücken, die Füße flach auf dem Boden, die Arme an den Seiten, und bringen die Aufmerksamkeit zum Kopf. Lassen Sie den Kopf schwer werden und entspannen, so dass sein Gewicht zur Erde fällt, dabei sollen Hals und Schultern loslassen. Beginnen Sie nun, den Kopf behutsam von einer Seite zur anderen zu rollen, langsam und genussvoll, und achten Sie auf die Empfindungen, die sich bei dieser Bewegung einstellen. Bewegt der Kopf sich leichter oder weiter in die eine Richtung als in die andere? Das einfach nur registrieren.

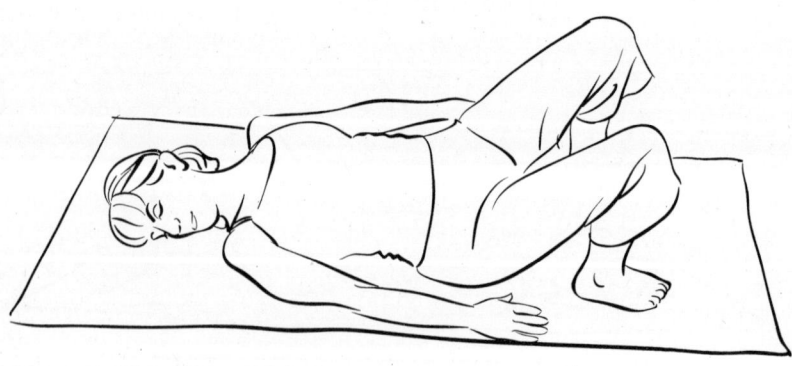

Abbildung 5.3 Halslockerung

7. Halsdehnung: Nehmen Sie den Kopf in die Mitte, indem Sie das Kinn mit der kleinen Vertiefung im Schlüsselbein in eine Linie bringen. Machen Sie einen tiefen Atemzug, und wenden Sie beim Ausatmen den Kopf so weit nach rechts, wie es bequem möglich ist, das Kinn bewegt sich dabei zur rechten Schulter. Hier ein paar Atemzüge lang ausruhen. Dann die linke Schulter schwer machen, auf den Boden sinken lassen und in die linke Seite des Halses hineinatmen, um es dort locker und weich werden zu lassen. Mit einem weiteren Einatmen bringen Sie den Kopf wieder in die Mitte, um dann, mit dem Ausatmen den Kopf nach links zu bewegen, so weit bequem möglich, und das Kinn in Richtung zur linken Schulter. Wiederum ein paar Atemzüge pausieren. Dann die rechte Schulter zum Boden sinken lassen, in die rechte Halsseite hineinatmen, bis es dort locker wird. Wenn Sie bereit sind, atmen Sie wieder in die Mitte zurück.

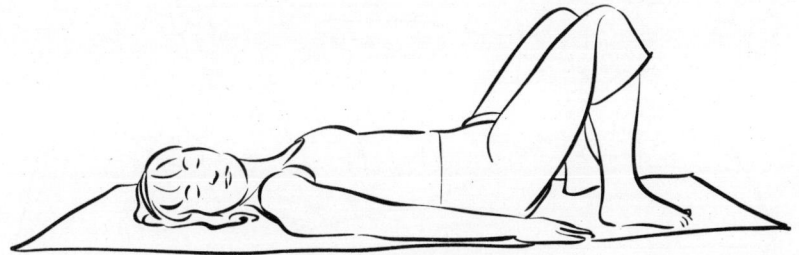

Abbildung 5.4 Halsdehnung

8. Rücken und Schultern strecken: Die Arme ruhen an den Seiten, während Sie sich auf den Atem einstimmen. Mit einer Einatmung heben Sie die Arme hoch und über und hinter den Kopf, bis die Handrücken den Boden oberhalb des Kopfes berühren. Wenn sie nicht bis auf den Boden kommen, so nahe heran, wie es Ihnen bequem möglich ist. Mit der Ausatmung strecken Sie die Arme wieder hoch und dann seitlich am Körper wieder hinunter. Machen Sie diese einfache Bewegung – einatmend hoch und nach hinten, ausatmend hoch und nach vorn – etwa acht bis zehn Atemzüge hintereinander. Stimmen Sie Ihre Bewegung mit dem Atemrhythmus ab, die Ellbogen dürfen so weit gebeugt sein, wie Sie es brauchen, damit es bequem ist. Führen Sie die Bewegung langsam und zielstrebig aus, als ob Sie sich durch Wasser bewegen. Aber nicht beschleunigen, um die Hände schneller auf den Boden zu bekommen; die gesamte Bewegung kann gleichmäßig fließen, während Sie das Atmen genießen.

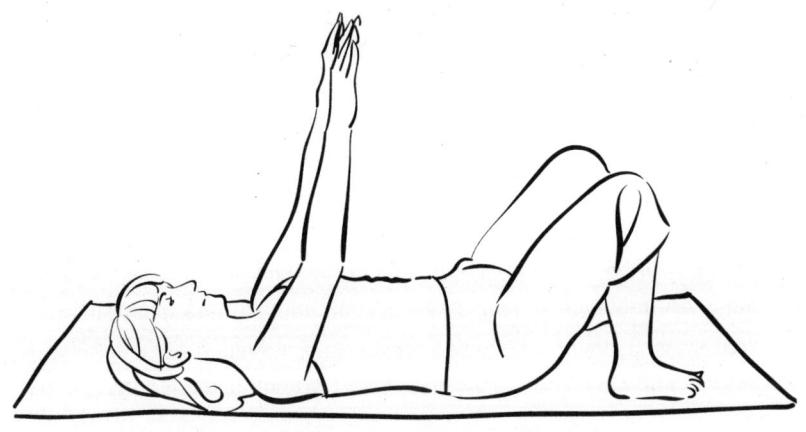

Abbildung 5.5a Rücken- und Schulterstreckung: Arme zum Himmel

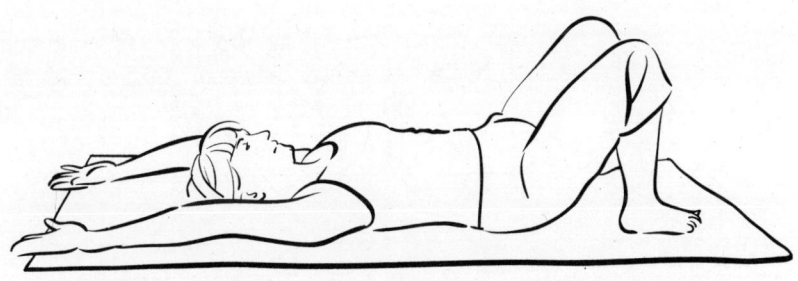

Abbildung 5.5b Rücken- und Schulterstreckung: Arme über dem Kopf

9. Ein-Knie-zur-Brust-Pose mit Fußkreisen: Auf dem Rücken liegend, mit angewinkelten Knien, Fußsohlen auf dem Boden, Armen an den Seiten machen Sie einen tiefen Atemzug. Beim Ausatmen ziehen Sie das rechte Knie zur Brust und halten das Bein hinten am Oberschenkel fest. (Falls das Ihre Schultern zu sehr belastet, verwenden Sie bitte einen Yogagurt oder eine alte Krawatte oder einen Bademantelgürtel, um das Bein in Position zu halten.) Ein paar Atemzüge lang so bleiben, und jedes Mal beim Ausatmen drücken Sie den Oberschenkel etwas an den Brustkorb heran. Spüren Sie der Dehnung nach. Halten Sie das Bein weiter fest und denken Sie sich Ihren großen Zeh als Malstift, mit dem Sie langsam große Kreise in die Luft zeichnen und damit das Fußgelenk munter machen. Anschließend wechseln Sie die Richtung und malen einige weitere lockere Kreise in der Gegenrichtung.

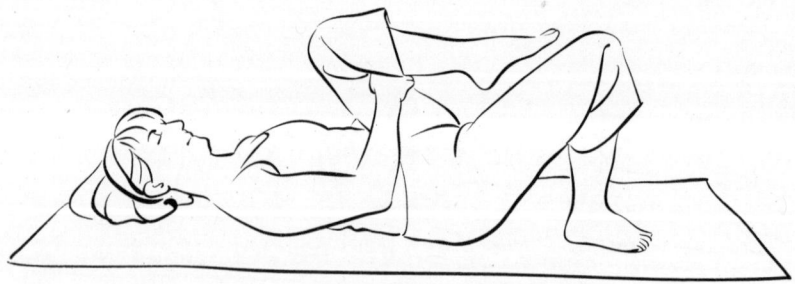

Abbildung 5.6 Ein-Knie-zur-Brust-Pose

10. Bein strecken: Halten Sie Ihr rechtes Bein weiter am Oberschenkel fest, und mit dem nächsten Einatmen strecken Sie den rechten Fuß zum Himmel und machen Sie das Bein dabei so gerade, wie Sie bequem können. Atmen Sie aus und beugen Sie das Knie, so dass der Fuß zum Po zurückkommt. Beim erneuten Einatmen strecken Sie das Bein wieder gerade hoch, der Fuß zeigt zum Himmel, und Sie wiederholen diese Bewegung – ausatmen, Knie beugen, einatmen und lang strecken – drei bis fünf Mal, die Bewegung folgt dem Atemrhythmus. Entspannen Sie und führen Sie Pose 9 und 10 (Abb. 5.6 und 5.7) mit dem linken Bein aus.

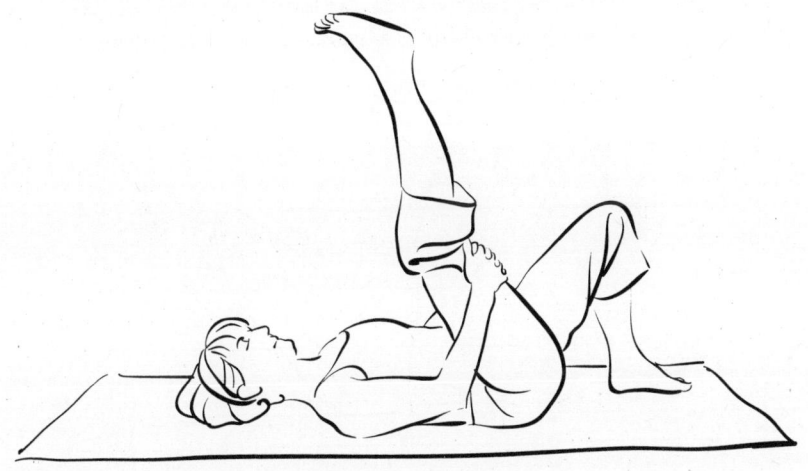

Abbildung 5.7 Bein strecken

11. Beide-Knie-zur-Brust-Pose: Im Liegen, wenn beide Füße den Boden berühren und beide Knie gebeugt sind, machen Sie einen tiefen, vollen Atemzug. Beim Ausatmen ziehen Sie beide Knie hoch und zur Brust an; halten Sie die Beine entweder hinten am Oberschenkel oder vorn am Schienbein fest, oder nehmen Sie einen Gurt zur Hilfe, wenn das angenehmer ist. Spüren Sie mit der Aufmerksamkeit nach, welche Empfindungen die Dehnung im unteren Rücken, also Lenden und Gesäß, auslöst. Beim Einatmen füllen Sie die Lunge vollständig und lassen den Atem sich ausdehnen, so dass die Arme sich strecken und die Oberschenkel leicht vom Bauch wegschieben. Beim Ausatmen ziehen Sie den Bauch Richtung Rückgrat ein, während Sie gleichzeitig die Ellbogen beugen und die Oberschenkel noch näher an den Brustkorb heranziehen, wobei sich der untere Rücken weiter dehnt. Wiederholen Sie das fünf bis zehn Mal, die Bewegungen folgen dem Atemrhythmus: einatmen und ausdehnen, Oberschenkel locker lassen; ausatmen und einziehen, Bauch zum Rückgrat und Beine zur Brust. Achten Sie auf den sanften Pumpvorgang, der so hilfreich für unsere Verdauung ist. Wenn Sie fertig sind, lockern Sie die Beine, so dass die Füße wieder auf dem Boden sind, rollen Sie sich dann auf die Seite und nehmen Sie die Kraft Ihrer Hände und Arme zur Hilfe, um sich auf allen vieren aufzurichten.

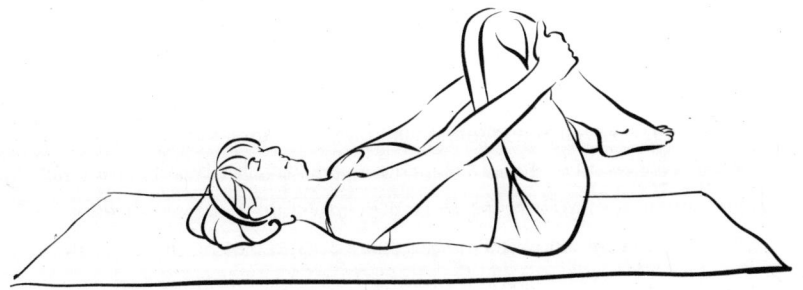

Abbildung 5.8a Beide-Knie-zur-Brust-Pose: Beine mit Abstand

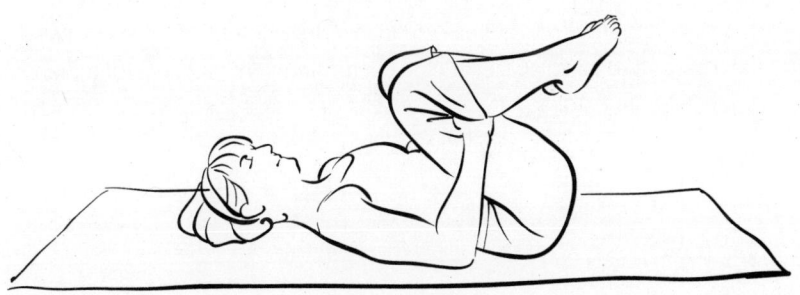

Abbildung 5.8b Beide-Knie-zur Brust-Pose: Beine angezogen

12. Katz-und-Hund-Wippe: Für den Viererstand bringen Sie die Hände in Linie mit den Schultern und die Knie mit den Hüften. Prüfen Sie erst, ob die Knie angenehm aufliegen; sonst legen Sie ein gefaltetes Handtuch oder eine Decke als Zusatzpolster darunter. Breiten Sie die Finger fächerförmig auf dem Boden auseinander und drücken Sie mit den Handflächen und allen Fingern gleichmäßig auf. Wenn die Handgelenke Probleme machen, nehmen Sie ein gefaltetes Tuch zur Unterstützung oder benutzen Sie die Fäuste. Diese Stellung ist die „Tischpose", aus der Sie tief und voll einatmen, dabei die Wirbelsäule dehnen, der Scheitel des Kopfes zeigt gerade nach vorn und das Steißbein nach hinten. Beim Ausatmen wölben Sie den Rücken nach oben zu einem wunderschönen Katzenbuckel, gleichzeitig lassen Sie Steißbein und Kopf nach unten fallen. Das ist die „Katzenpose". Beim Einatmen senken Sie die Wirbelsäule nach unten, so dass sie eine umgekehrte Kurve bildet und durchhängt wie eine Hängematte, wobei sich Schlüsselbein und Kopf leicht anheben, der Hals bleibt lang gestreckt, und das Steißbein hebt sich. Das ist die „Hundepose". Entspannen Sie die Gesichtsmuskeln und lassen Sie den Blick möglichst weit nach oben schweifen.

Machen Sie mit diesen Bewegungen abwechselnd im Atemrhythmus weiter – ausatmen, Rücken zum Katzenbuckel wölben, dann einatmen und Hundepose einnehmen. Führen Sie die Bewegungen langsam und aufmerksam durch, achten Sie beim Beugen und Strecken auf die Empfindungen im Rückgrat. Spüren Sie nach, ob sich jeder einzelne Wirbel bewegt, aufgereiht wie auf einer Perlenkette, während Sie den Rücken beim Ausatmen zum Katzenbuckel hochwölben und mit dem Einatmen in die Hundepose hinunter senken. Bei der Katzenpose soll der Kopf ganz herunterhängen, damit die Halsmuskeln ohne Anspannung sind. Wiederholen Sie die „Wippe" fünf bis zehn Mal im Atemrhythmus.

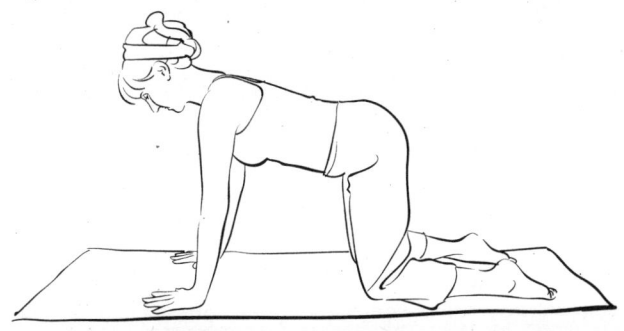

Abbildung 5.9a Katz-und-Hund-Wippe: Tischpose

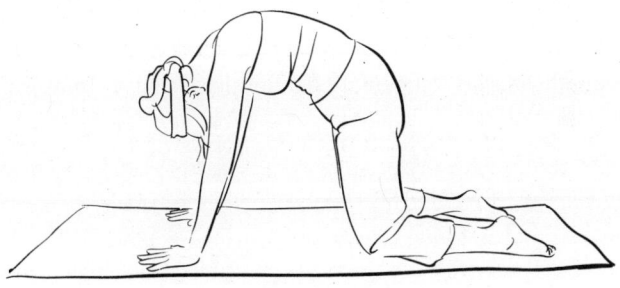

Abbildung 5.9b Katz-und-Hund-Wippe: Katzenbuckel

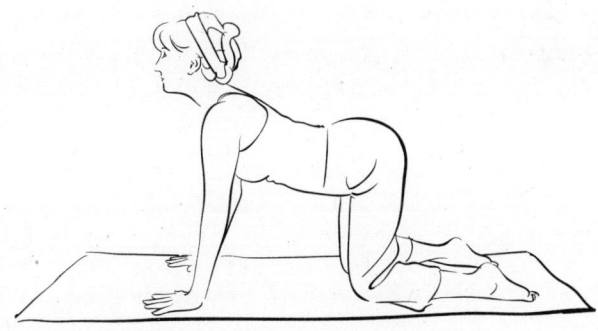

Abbildung 5.9c Katz-und-Hund-Wippe: Hundepose

13. Balance halten: Sie beginnen im Viererstand, mit geradem Rücken, in der Tischpose. Machen Sie einen tiefen Atemzug und spüren Sie, wie der Brustkorb sich in alle Richtungen im Rumpf erweitert. Beim nächsten Ausatmen ziehen Sie das rechte Knie nach vorn, und beim Einatmen strecken Sie das rechte Bein aus, bis es bis in die Zehen nach hinten weg gestreckt ist. Machen Sie das drei Mal, um den Körper aufzuwärmen. Nach der dritten Wiederholung halten Sie das Bein weiter bis in die Zehen gestreckt, und bleiben Sie ein paar Atemzüge lang in dieser Position. Falls Sie noch einen besonderen Ansporn wünschen, heben Sie gleichzeitig die linke Hand vom Boden und strecken den linken Arm bis in die Fingerspitzen nach vorn; achten Sie auf die lange diagonale Energielinie, die von den Fingerspitzen Ihrer linken Hand zu den Zehen Ihres rechten Fußes verläuft. Lassen Sie den Atem drei bis fünf Atemzüge lang fließen; den Atem nicht anhalten. Dann begeben Sie sich wieder auf alle viere und wiederholen Sie die Bewegung mit der anderen Seite.

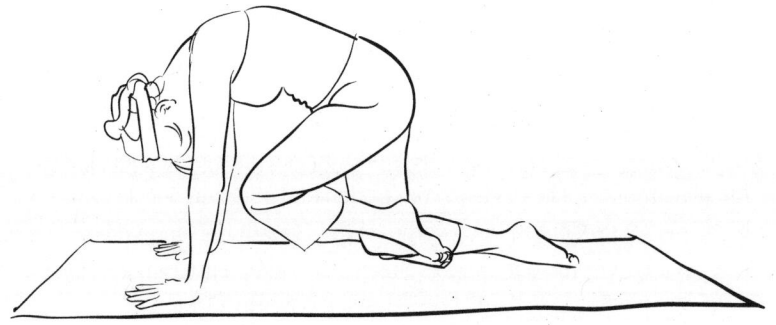

Abbildung 5.10a Balance halten: Aufwärmen

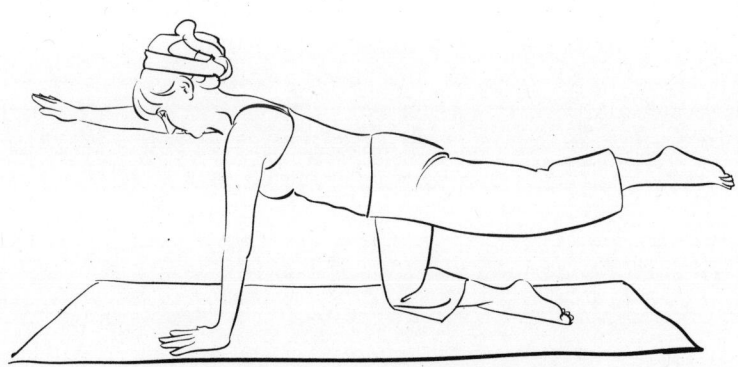

Abbildung 5.10b Balance halten: Herausforderung

14. Embryopose: Sitzen Sie mit dem Gesäß auf den Fersen und neigen Sie den Kopf Richtung Erde. Wenn Sie mögen, legen Sie die Hände oder Fäuste übereinander auf den Boden, damit sie dem Kopf als Unterlage dienen. Wenn Sie aber bequem mit dem Kopf bis auf den Boden kommen, dürfen die Arme entlang des Körpers ausgestreckt liegen bleiben, mit den Handflächen nach oben zeigend. Wenn Sie einen eher runden Körper haben, probieren Sie, ob es bequemer ist, die Oberschenkel auseinanderzuspreizen, so dass der Körper zwischen den Beinen zum Aufliegen kommt. Bleiben Sie einige Atemzüge so, entspannen Sie, lassen Sie alles los, was Sie nicht brauchen.

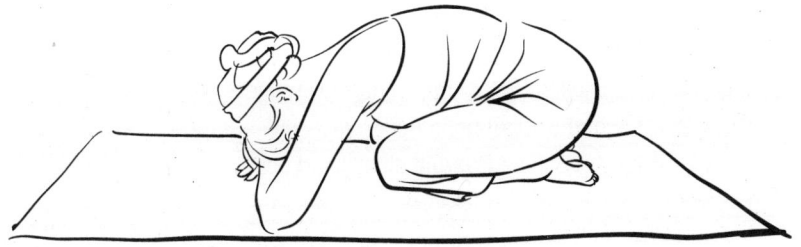

Abbildung 5.11a Embryopose

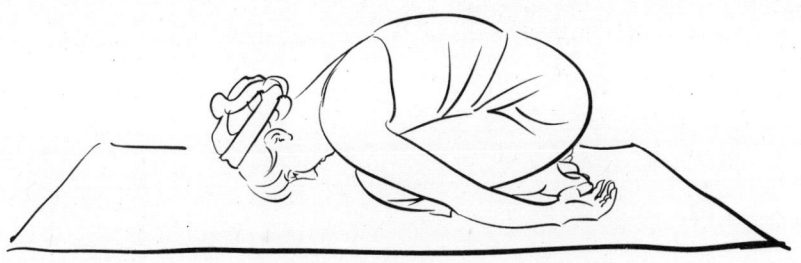

Abbildung 5.11b Embryopose: Arme seitlich

Standposen für Stärkung und Gleichgewicht

15. Stehender-Berg-Pose: Stellen Sie sich aufrecht hin, die Füße hüftbreit auseinander. Heben Sie die Zehen an und spreizen Sie sie, damit möglichst kein Zeh den anderen berührt. Dann legen Sie die Zehen auf dem Boden ab, wobei Sie sich weit und breit auf der Matte ausdehnen. Spüren Sie, wie Ihre Fußsohlen Kontakt mit dem Boden haben, üben Sie den Druck gleichmäßig an allen vier „Kanten" des Fußes aus – Anfang großer Zeh, Anfang kleiner Zeh, Innenferse, Außenferse –, damit Sie sich gut geerdet und stabil fühlen. Aus diesem geerdeten Standort heraus lassen Sie die Energie die Beine hochsteigen, als ob Sie ein Baum wären, der Nährstoffe aus dem Boden aufnimmt. Das Steißbein zeigt mit der Spitze in Richtung Boden, so dehnt sich der untere Rücken. Ziehen Sie den Unterbauch leicht ein und hoch, und heben Sie den Brustkorb nach oben aus dem Becken heraus. Entspannen Sie die Schultern und lassen Sie sie von den Ohren weg nach unten sinken. Der Scheitelpunkt des Kopfes strebt zur Decke, so dass die ganze Wirbelsäule gedehnt wird, als ob wir an einer Schnur nach oben gezogen würden. Überprüfen Sie die Haltung des Kinns, es soll weder hochragen noch eingezogen sein, sondern parallel zum Boden verlaufen. Richten Sie den Blick weich zum Horizont, Schultern, Hals und Gesicht sind entspannt. Stellen Sie sich nun bildlich vor, wie ein Licht aus Ihrem Herzzentrum **(anāhata)**, genau hinter dem Brustbein, hervorscheint, und lassen Sie es geradewegs nach vorn strahlen, richten Sie es nicht nach unten zum Boden. Machen Sie mehrere lange, volle Atemzüge, die Ihre Lunge jeweils gänzlich füllen und wieder leeren, und sehen Sie sich stark und fest dastehen wie ein Berg.

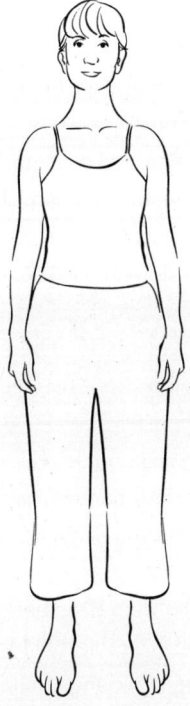

Abbildung 5.12 Stehender-Berg-Pose

16. Stehender (Sonnen)Gruß: Beginnen Sie mit dem Stehenden Berg, wenden Sie die Handflächen nach außen, und dann, mit der Einatmung, strecken Sie die Arme seitlich aus und im Bogen über den Kopf, bis sich die Handflächen berühren. Sie heben den Kopf und richten den Blick auf die Daumen. Der Hals bleibt lang gestreckt, aber gerade, den Kopf nicht nach hinten biegen.

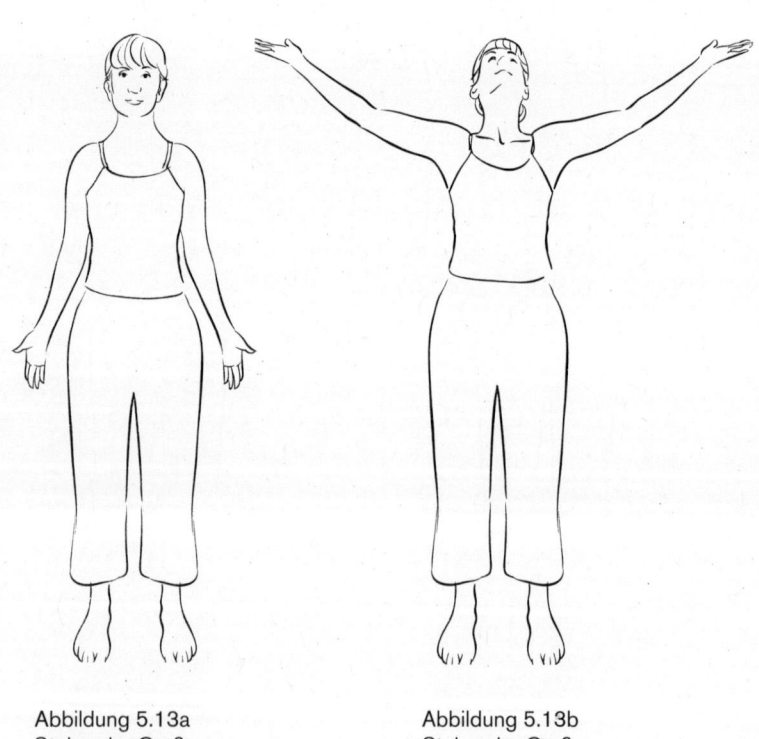

Abbildung 5.13a
Stehender Gruß:
Arme unten

Abbildung 5.13b
Stehender Gruß:
Arme hoch und ausgebreitet

Beim Ausatmen führen Sie die weiterhin geschlossenen Hände über Stirn und Hals nach unten, bis zur Gebetshaltung vor dem Herzen. Wiederholen Sie das fünf Mal, führen Sie die Bewegungen im selben Rhythmus wie das Atmen aus. Beim Einatmen visualisieren Sie, wie Sie positive Energie einsammeln; beim Ausatmen bringen Sie diese Energie in Ihr Herz.

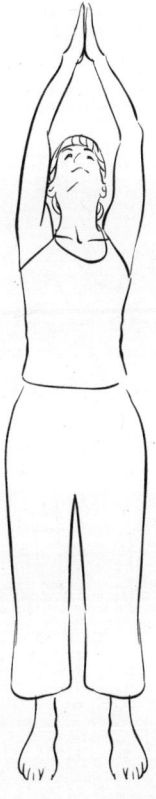

Abbildung 5.13c
Stehender Gruß:
Arme hoch, Handflächen zusammen

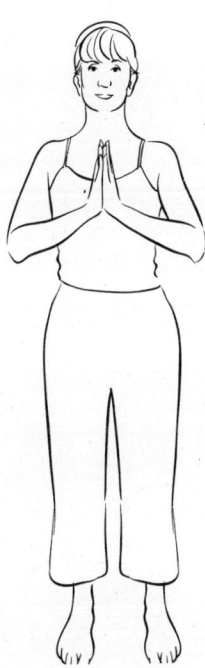

Abbildung 5.13d
Stehender Gruß:
Arme in Gebetshaltung

17. Stehender-Berg-Variante: Arm hoch – Kopf seitlich: Sie stehen in der Bergpose, atmen tief ein und atmen vollständig aus. Beim nächsten Einatmen strecken Sie den rechten Arm vor und nach oben, den Kopf wenden Sie nach links. Die Schultern bleiben ganz gerade und vorn, so dass nur der Hals und der Kopf in die

Drehung gehen. Beim Ausatmen wenden Sie den Kopf wieder in die Mitte, und Sie lassen den Arm locker seitlich herunter. Beim nächsten Einatmen heben Sie den linken Arm vor und nach oben und wenden den Kopf nach rechts, und dann mit der Ausatmung zurück in die Ausgangsposition. So gut Sie können, halten Sie die Schultern entspannt und von den Ohren entfernt, während Sie den Arm anheben. Wiederholen Sie das fünf Mal abwechselnd mit jeder Seite, und achten Sie darauf, dass Ihre Bewegungen mit dem Atemrhythmus synchron bleiben.

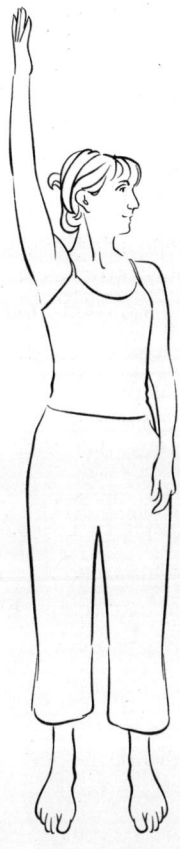

Abbildung 5.14 Stehender-Berg-Variante: Arm hoch – Kopf seitlich

18. Baumpose: Beginnen Sie mit dem Stehenden Berg, spüren Sie nach, ob Ihr Körpergewicht gleichmäßig auf beiden Beinen ruht und ob die Krone des Kopfes zum Himmel ausgerichtet ist. (Wenn Sie eine zusätzliche Abstützung brauchen, üben Sie diese Balancierpose am besten in der Nähe einer Wand oder eines standfesten Stuhls, so dass Sie sich bei Bedarf leicht festhalten können.) Beim Einatmen strecken Sie die Arme seitlich aus, ungefähr in Schulterhöhe, die Finger der rechten Hand zeigen nach rechts, die Finger der linken Hand zeigen nach links. Atmen Sie aus und lassen Sie die Schultern weg von den Ohren nach unten sinken. Dann atmen Sie leicht und fließend ein und aus, während Sie sich vorstellen, dass durch das rechte Bein und den rechten Fuß Wurzeln in die Erde wachsen. Heben Sie die linke Ferse an, der Fußballen bleibt auf dem Boden. Drehen Sie das linke Knie etwas nach links und nach außen und gleiten Sie dabei mit der Sohle am rechten Knöchel entlang. Dies könnte Ihre Baumpose sein, und falls ja, ist das wunderbar. Bleiben Sie so und atmen Sie weiter. Wenn Sie eine größere Herausforderung wollen, heben Sie den linken Fuß ganz vom Boden und setzen Sie die Sohle dann irgendwo an der Innenseite des rechten Beines ab. Nur drücken Sie nicht direkt gegen das Knie; wählen Sie eine Stelle entweder oberhalb oder unterhalb vom Knie. Legen Sie die Handflächen in Höhe des Herzens zusammen, in der Gebetshaltung. Eine weitere Steigerung besteht darin, dass Sie die Arme hochstrecken, und ganz wichtig dabei ist, die Schultern locker unten zu halten. Schauen Sie mit weichem Blick auf einen gleichbleibenden Punkt am Horizont: dieser Blickpunkt ist Ihr **drishti**; wenn Sie den Blick dort

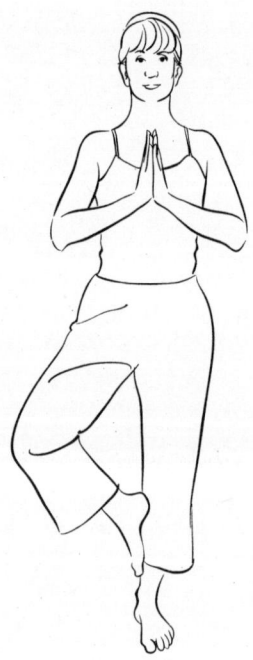

Abbildung 5.15a
Baumpose

verankern, trägt das zu besserer Konzentration und stabilerem Gleichgewicht bei. Richten Sie sich auch wieder durch die Krone des Kopfes auf, während Sie sich durch das rechte Bein und den Fuß nach unten verwurzeln. Fühlen Sie sich frei, sich jederzeit leicht abzustützen, wenn Sie das brauchen, entweder indem Sie die Zehen auf dem Boden absetzen oder mit der Hand an einer Wand oder einem Stuhl Halt finden. Wenn Sie die Balance verlieren, atmen Sie einmal tief ein versuchen Sie es von vorn. Bleiben Sie fünf langsame, tiefe Atemzüge lang in dieser Pose, dann setzen Sie den Fuß ab und wiederholen Sie die Übung mit der anderen Seite.

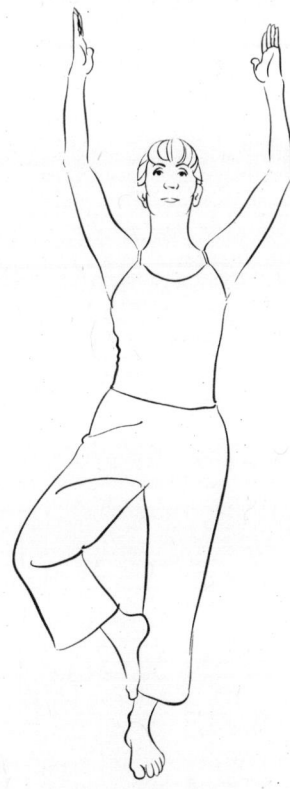
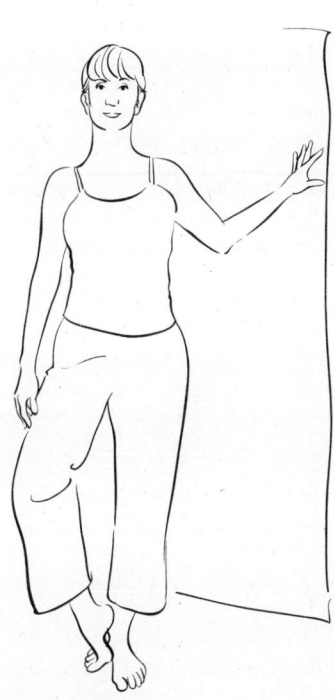

Abbildung 5.15b
Baumpose mit erhobenen Armen

Abbildung 5.15c
Baumpose mit Zehenstütze

19. Tapsender Hund: Für diese Pose nehmen Sie bitte eine Wand, einen Stuhl oder eine Auflage, wie beispielsweise eine Schreibtischplatte oder Anrichte, zur Hilfe. Legen Sie die Handflächen auf die Stuhllehne, gegen die Wand oder eine andere Auflage, und gehen Sie mit den Füßen rückwärts, bis die Arme vor Ihnen ganz ausgestreckt sind. Dann beugen Sie sich von der Hüfte aus vor und machen weitere Schritte rückwärts, bis der Oberkörper parallel zum Boden verläuft und sich die Hüften senkrecht genau über dem Fußgelenk befinden. Setzen Sie die Füße nun schulterbreit auseinander und drücken Sie die Hände fest gegen die Auflage oder Wand, während Sie die Hüfte nach hinten schieben und dabei die Beine, so gut es geht, durchgedrückt halten. Bleiben Sie einige tiefe Atemzüge lang so. Erspüren Sie die Dehnung im Rücken und hinten entlang der Beine. Drücken Sie die Hände vorn fest gegen die Auflagefläche und die Hüften nach hinten weg, solange es geht. Dann, wenn Sie das beenden wollen, machen Sie ein paar Schritte nach vorn und entspannen.

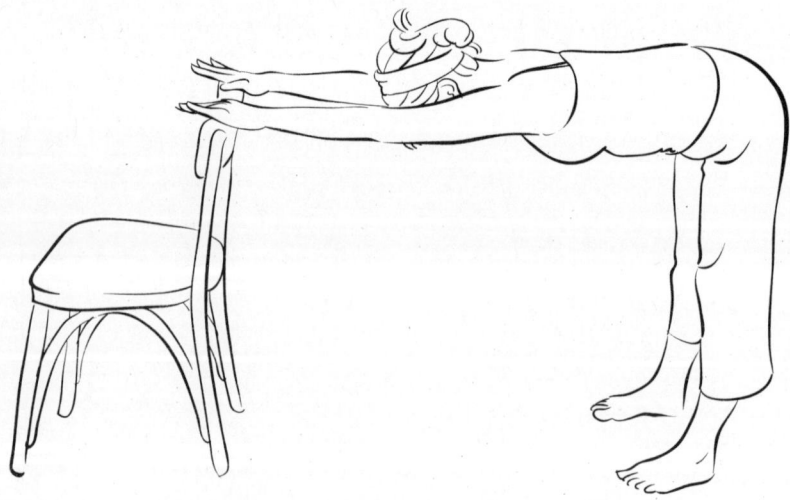

Abbildung 5.16 Tapsender Hund

20. Schondrehung: Stellen Sie sich in Bergpose hin, richten Sie die Krone des Kopfes zum Himmel, die Füße fest auf dem Boden, und wenden Sie sich dann behutsam nach rechts, so dass Sie, falls möglich, über Ihre rechte Schulter weit nach hinten schauen. Dann kommen Sie wieder nach vorn in die Mitte zurück. Wenden Sie den Körper behutsam nach links, so dass Sie, falls möglich, über Ihre linke Schulter weit nach hinten schauen. Fahren Sie eine Weile in dieser weichen Bewegung fort, etwa für drei bis fünf langsame, leichte Atemzüge, die Arme dürfen dabei locker seitlich herunterbaumeln.

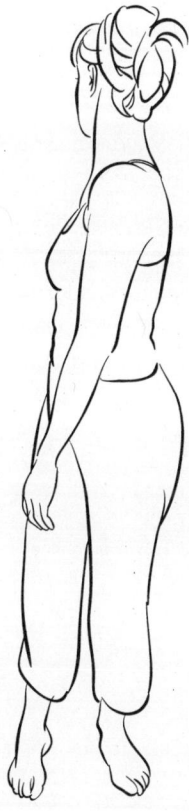

Abbildung 5.17 Schondrehung

Dehn- und Streckposen zur Kräftigung von Hals und Schultern

Die nächsten Posen sind als Sitzhaltungen auf dem Stuhl gedacht, nicht auf dem Boden, und zwar aus mehreren Gründen. In erster Linie möchte ich Sie ja ermutigen, auch tagsüber in Ihrem Alltag zu praktizieren, beispielsweise während Sie am Schreibtisch arbeiten. Zweitens ist es extrem schwierig und für manche Menschen des westlichen Kulturkreises sogar unmöglich, mit gekreuzten Beinen auf dem Boden eine gesunde Haltung einzunehmen. Wenn Sie mögen, können Sie die meisten der folgenden Posen aber auch im Stehen (siehe Pose 15. Stehender Berg) ausführen.

21. Sitzender-Berg-Pose: Setzen Sie sich aufrecht auf einen Stuhl, die Füße fest auf dem Boden, die Sitzhöcker (siehe Kapitel 4 „Anmutig sitzen") sinken in den Stuhlsitz. Von dieser Grundposition der Erdverbundenheit aus richten Sie den Kopf auf in Richtung Himmel, was die Wirbelsäule dehnt. Lassen Sie die Schultern locker herunterfallen, von den Ohren weg, und legen Sie die Hände leicht auf die Oberschenkel. Das Kinn soll parallel zum Boden ausgerichtet sein, nicht hochragen und nicht eingezogen sein. Stellen Sie sich einen Scheinwerfer in der Mitte der Brust, hinter dem Brustbein vor, und strahlen Sie das Licht nach vorn aus (aber nicht nach unten). Entspannen Sie die Gesichtsmuskulatur. Mit weichem Blick und lächelnden Augen schauen Sie bis zum Horizont.

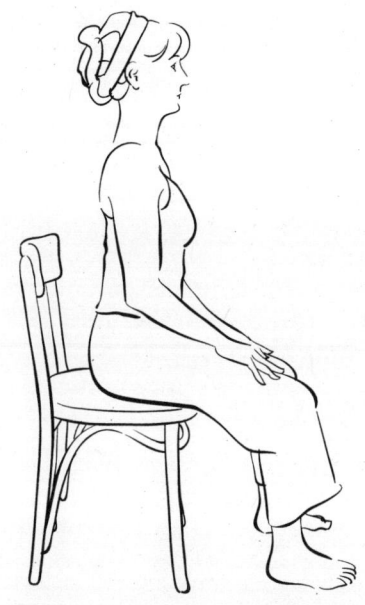

Abbildung 5.18 Sitzender Berg

22. Schulterheben: Beim Einatmen ziehen Sie die Schultern hoch bis an die Ohren, dann atmen Sie aus und lassen die Schultern fallen. Einatmen und die Schultern nach oben schieben; ausatmen und die Schultern sinken lassen. Wiederholen Sie das mehrmals, die Arme bleiben dabei so entspannt und locker wie möglich, und lassen sich einfach mitbewegen. Für einen weiteren Ansporn und um den Rücken zu stärken, versuchen Sie einmal die Variante mit erhobenen Armen: einatmen, die Arme über den Kopf, Handflächen einander zugewandt. Aus dieser Position heraus einatmen, die Schultern hochziehen bis an die Ohren; dann ausatmen und Schultern fallen lassen. Wiederholen Sie die Bewegung drei bis fünf Mal synchron mit Ihrem Atemrhythmus.

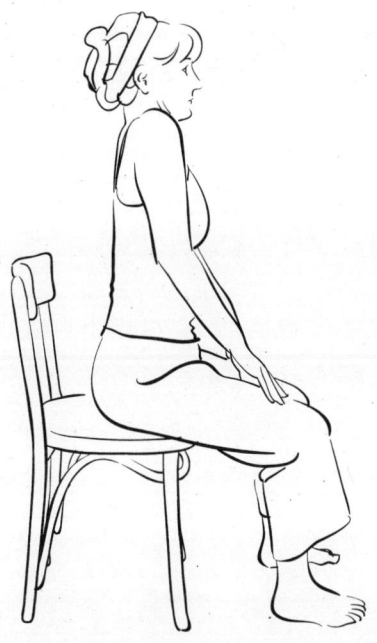

Abbildung 5.19 Schulterheben

23. Schulter-Uhrzeiger: Ziehen Sie die Schultern so hoch, wie es noch angenehm möglich ist – wir nennen dies „12 Uhr". Nehmen Sie sie nach hinten auf „neun Uhr", dann ganz heruntersinken lassen auf „sechs Uhr" und schließlich nach vorn schieben auf „drei Uhr". Atmen Sie langsam und tief durch, während Sie die Schultern mehrmals in dieser imaginären Uhrzeigerstellung kreisen lassen. Dann kehren Sie die Richtung um: Ziehen Sie die Schultern hoch, dann nach vorn, dann nach unten, dann nach hinten. Die ganze Bewegung soll leicht, flüssig und kräftig sein, die Schultern sollen so richtig durchbewegt werden. Wenn Sie sich weiter fordern wollen, versuchen Sie, die Schultern zu „paddeln", also während die rechte Schulter hochgeht, geht die linke runter, wenn die rechte nach vorn geht, geht die linke nach hinten, wenn die rechte nach unten geht, geht die linke hoch, wenn die rechte nach hinten geht, geht die linke nach vorn – und das Ganze noch einmal gegen den Uhrzeigersinn.

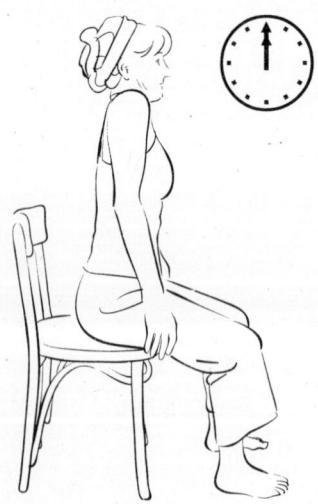 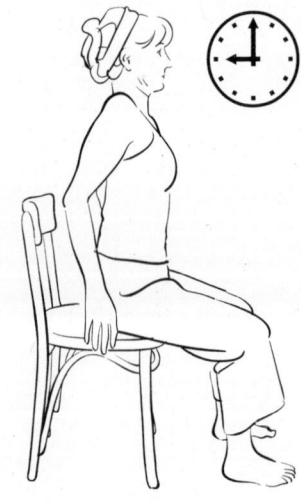

Abbildung 5.20a	Abbildung 5.20b
Schulter-Uhrzeiger: auf 12 Uhr	Schulter-Uhrzeiger: auf 9 Uhr

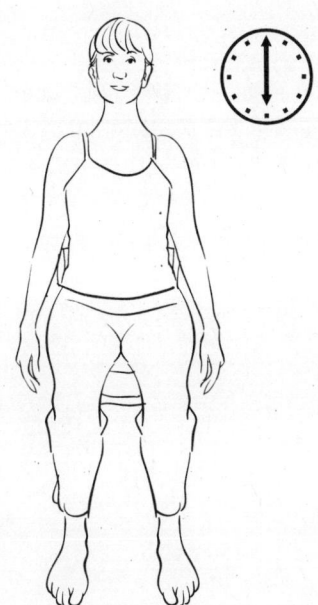

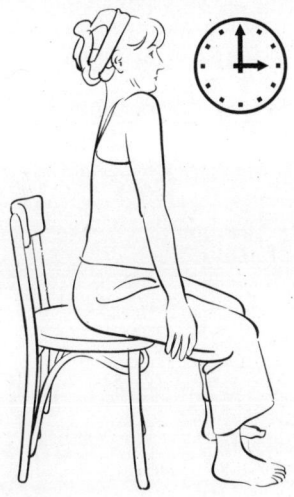

Abbildung 5.20c
Schulter-Uhrzeiger: auf 6 Uhr

Abbildung 5.20d
Schulter-Uhrzeiger: auf 3 Uhr

24. Arme aus- und einfalten: Beim Einatmen strecken Sie die Arme in Schulterhöhe seitlich aus; beim Ausatmen lassen Sie die Schultern, die Arme bleiben ausgestreckt, die rechten Finger reichen nach rechts, die linken Finger reichen nach links. Dehnen Sie diese „Flügelspanne" mit der Einatmung so weit aus, wie Sie können; beim Ausatmen falten Sie die Arme ein, Sie umarmen sich selbst ganz fest. Spüren Sie in Ihren Schulterblättern nach, wie diese sich im Rücken auseinanderbewegen. Während Sie die Krone des Kopfes zum Himmel hin aufrichten, atmen Sie ein; dann, wenn Sie das Kinn zur Brust senken und gleichzeitig die Brust zum Kinn ausdehnen, atmen Sie aus. Achten Sie darauf, welchen Arm Sie **über** den anderen gelegt haben. Bleiben Sie mehrere Atemzüge lang so, strecken Sie dabei den Nacken und Rücken in die Länge; atmen Sie dann in den Kopf hoch und falten Sie die Arme wieder zu den Seiten auseinander. Beim Wiederholen der Sequenz legen Sie den anderen Arm nach oben.

Versuchen Sie auch diese Variante: Arme seitlich auseinanderfalten, während Sie einatmen; Arme einfalten, mit dem rechten Arm oben, während Sie ausatmen; Arme auseinanderfalten mit dem Einatmen; dann beim Ausatmen Arme einfalten, mit dem linken Arm oben. Diese Bewegung etwa fünf bis zehn Mal im Atemrhythmus ausführen, dabei den oben liegenden Arm jedes Mal wechseln.

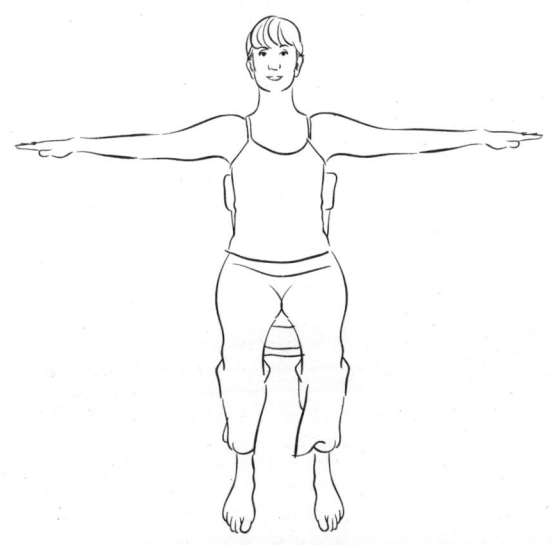

Abbildung 5.21a
Arme aus-und einfalten:
ausgefaltet

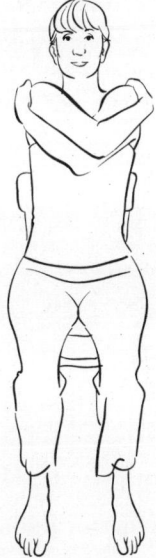

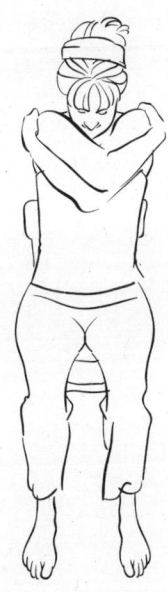

Abbildung 5.21b
Arme eingefaltet: Kopf gerade

Abbildung 5.21c
Arme eingefaltet: Kopf gesunken

25. Engelsflügel: Strecken Sie die Arme nach vorn, dann beugen Sie die Ellbogen und mit den Fingerspitzen berühren Sie die Schultern. Beim Einatmen breiten Sie die Ellbogen auseinander, gleichzeitig schieben Sie die Schulterblätter im Rücken zueinander, als ob Sie eine Nuss an der Wirbelsäule hätten, die die Schulterblätter wie ein Nussknacker zerdrücken würden. Beim Ausatmen bringen Sie die Ellbogen nach vorn und zusammen (oder wenigstens so nah aneinander, wie es Ihnen bequem möglich ist), und spüren Sie, wie die Schulterblätter sich hinten wieder auseinanderbewegen. Dies etwa drei bis sechs Atemzüge lang wiederholen.

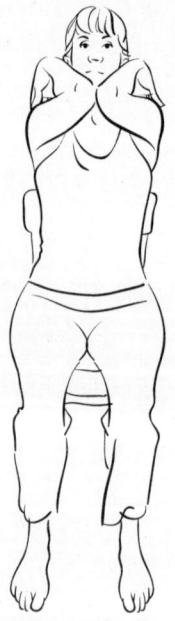

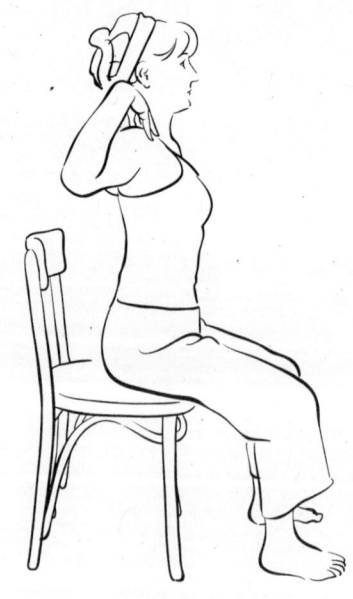

Abbildung 5.22a
Engelsflügel: vorwärts

Abbildung 5.22b
Engelsflügel: nach hinten

26. Engelsflügel kreisend: Während die Finger leicht auf den Schultern aufgesetzt sind, stellen Sie sich Ihre Ellbogen als Filzstifte vor, mit denen Sie große Ovale in die Luft zeichnen. Halten Sie den Atem langsam und leicht, während Sie drei bis fünf Atemzüge in die eine Richtung, dann drei bis fünf weitere Atemzüge in die andere Richtung kreisen.

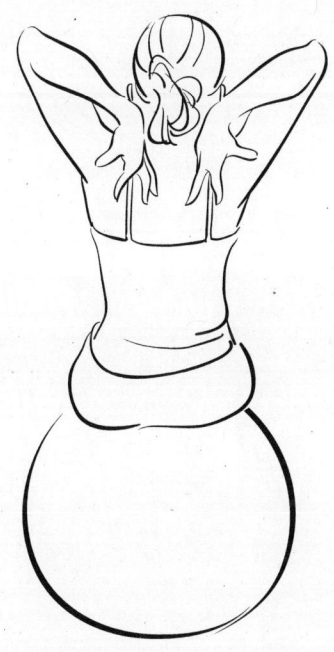

Abbildung 5.23 Engelsflügel: kreisen

27. Biegerücken im Sitzen: Sie beginnen aufrecht in der Pose Sitzender Berg (Pose 21), legen die Handflächen auf die Oberschenkel und legen die Ellbogen seitlich an. Sie stellen sich vor, dass Sie einen Scheinwerfer auf Höhe des Brustbeins in Ihrer Brust haben, der von der Mitte aus ausstrahlt. Beim Einatmen dehnen Sie den Kopf nach oben, beim Ausatmen drücken Sie die Handflächen fest auf die Schenkel und gleichzeitig die Sitzhöcker fest in den Sitz, während Sie den Rücken nach hinten biegen, so dass der „Scheinwerfer" sich hebt und den Himmel anstrahlt. Der Hals bleibt gedehnt (nicht nach hinten abknicken) und Ihr Blick geht ebenfalls nach oben. Zurück in die Ausgangsposition mit dem Einatmen. Das ganze drei bis fünf Mal im Atemrhythmus, dann entspannen.

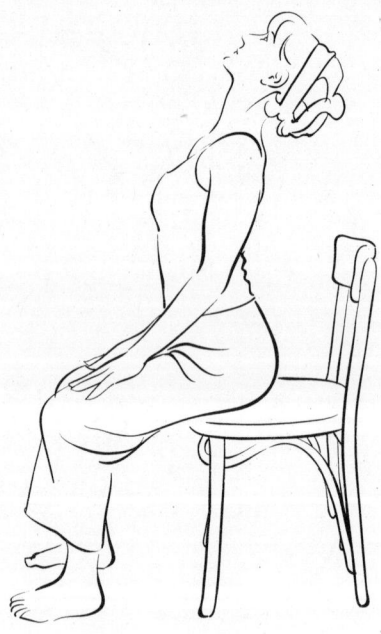

Abbildung 5.24 Biegerücken

28. Kopf wenden: Atmen Sie ein und richten Sie die Krone des Kopfes zum Himmel aus; beim Ausatmen wenden Sie den Kopf so weit nach rechts wie möglich, die Schultern gerade nach vorn gerichtet. Nehmen Sie die Augen mit in die Bewegung, indem Sie aus den Augenwinkeln zu sehen versuchen, was hinter Ihnen ist. Beim Einatmen zurück in die Mitte; beim Ausatmen die Wende nach links. Wiederholen Sie das drei bis sechs Mal, die Bewegungen behutsam und im Atemrhythmus halten.

Um auch die tiefer liegenden Halsmuskeln zu betätigen, probieren Sie diese Pose mit den Fingern der rechten Hand leicht an die rechte Schläfe gesetzt, bevor Sie den Kopf wenden. Spüren Sie, ob Sie die Kopfbewegung von dieser Stelle aus, wo die Finger leicht an die Schläfe tippen, in Gang bringen können.

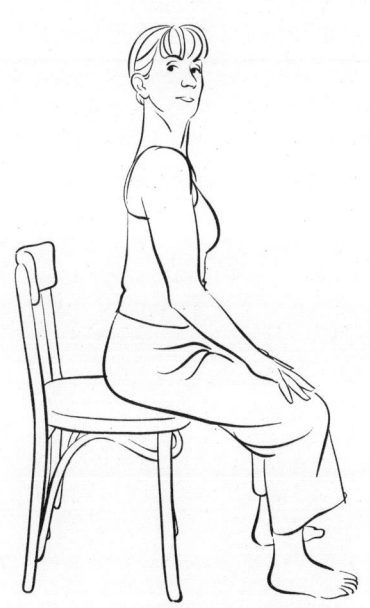
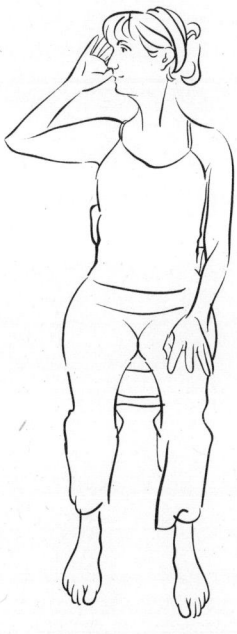

Abbildung 5.25a
Kopf wenden: Augen führen

Abbildung 5.25b
Kopf wenden: Finger an Schläfe

29. Ohr schaut zur Schulter: Beginnen Sie aufrecht mit der Position Sitzender Berg, die Handflächen ruhen auf den Oberschenkeln. Einatmend verlängern Sie die Krone des Kopfes zum Himmel; beim Ausatmen lassen Sie das rechte Ohr Richtung Schulter sinken, ohne die Schulter dabei hochzuziehen. Lassen Sie die linke Schulter nach unten sinken und atmen Sie in die linke Seite des Halses. Lassen Sie den Atem weiterströmen, während Sie die linke Hand vom Schenkel lösen, um den linken Arm locker an der Seite herunterbaumeln zu lassen. Wenn Sie mögen, können Sie den Arm ein wenig hin und her schwingen lassen, wie ein Pendel, so dass die Spannungen im linken Arm, in der Schulter und in der linken Halsseite sich lockern und lösen. Bleiben Sie einige Atemzüge lang so, entspannen Sie und lassen Sie los, so gut Sie können.

Ein zusätzlicher Ansporn besteht darin, von der Position „rechtes Ohr schaut zur Schulter" die linke Hand hinter den Rücken zu schieben und den rechten Arm knapp über dem Ellbogen zu ergreifen. Dann atmen Sie aus und drehen den Kopf behutsam, so dass sich die Nase zur rechten Schulter neigt. Atmen Sie ein und drehen Sie den Kopf in die andere Richtung, so dass die Nase gen Himmel zeigt. Fahren Sie damit einige Atemzüge lang fort, halten Sie die Bewegungen stets synchron mit dem Atemrhythmus. Dann entspannen, die Arme lockern und den Kopf über den Schultergürtel zurückgleiten lassen, die Krone des Kopfes ist dabei wieder zum Himmel aufgerichtet. Wiederholen Sie die Sequenz zur anderen Seite.

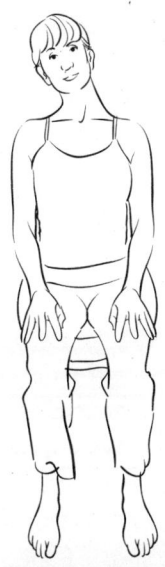

Abbildung 5.26a
Ohr schaut zur Schulter:
Hände auf Oberschenkeln

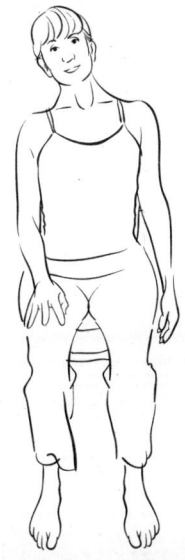

Abbildung 5.26b
Ohr schaut zur Schulter:
Armbaumeln

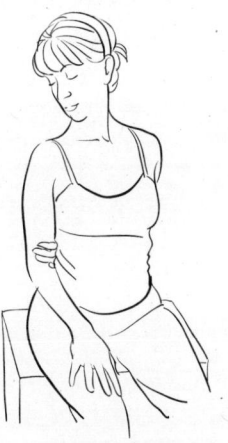

Abbildung 5.26c
Ohr schaut zur Schulter:
Nase runter

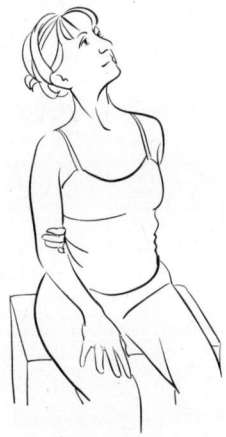

Abbildung 5.26d
Ohr schaut zur Schulter:
Nase hoch

30. Kopfwackeln: Aufrecht in der Pose Sitzender Berg stellen Sie sich vor, Sie seien eine von diesen Puppen mit Wackelkopf, also mit festem Rumpf, deren Kopf aber an einer Sprungfeder am Hals hin und her schwingen kann. Halten Sie die Wirbelsäule schön aufgerichtet, während Sie langsam mit dem Kopfwackeln beginnen, und dabei alle Spannungen loslassen. Dies ein paar Atemzüge lang. Dann richten Sie den Kopf in der Mitte über dem Schultergürtel auf, als ob er eine Blüte wäre, die oben auf dem Stängel Ihres Halses prangt, und kommen Sie zur Ruhe. Bleiben Sie einige Atemzüge so.

31. Handgelenk, Arm und Seitendehnung: Verschränken Sie die Hände beim Einatmen ineinander; beim Ausatmen die Arme über den Kopf heben, die Handflächen zeigen nach oben. (Wenn das zu unbequem ist, geht es auch mit den Handflächen zu Ihnen gerichtet.) Beim Einatmen verlängern Sie den Rücken durch die Krone des Kopfes und recken auch die Hände zum Himmel, die Schultern bleiben unbedingt entspannt unten, weg von den Ohren. Wenn Sie dann ausatmen, drücken Sie den linken Sitzhöcker nach unten, während sich der Oberkörper nach rechts neigt. Dies drei- bis fünfmal im Atemrhythmus, danach entspannen, Arme und Hände herunternehmen, die Hände in den Schoß legen und den Griff der Hände tauschen, das heißt, wenn Sie die Hände vorher mit dem rechten Daumen auf dem linken und den rechten Zeigefinger auf dem linken Zeigefinger hielten, machen Sie es jetzt umgekehrt, mit dem linken Daumen und Zeigefinger oben. Vielen Menschen fällt der ungewohnte Griff überraschend schwer, aber genau darum geht es auch: sich gewohnheitsmäßige Verhaltensweisen bewusst zu machen, auf die Sie bisher gar nicht geachtet haben, und den Körper in ein ausgewogenes Gleichgewicht zu bringen. Wenn Sie den Griff umgekehrt haben, wieder holen Sie die Dehnübung.

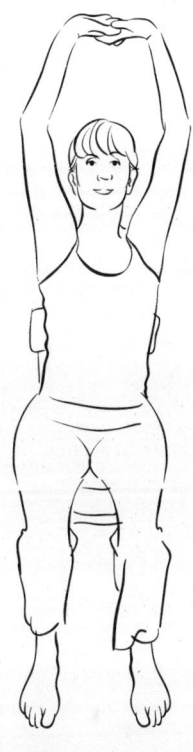

Abbildung 5.27a
Handgelenk, Arm und
Seitendehnung

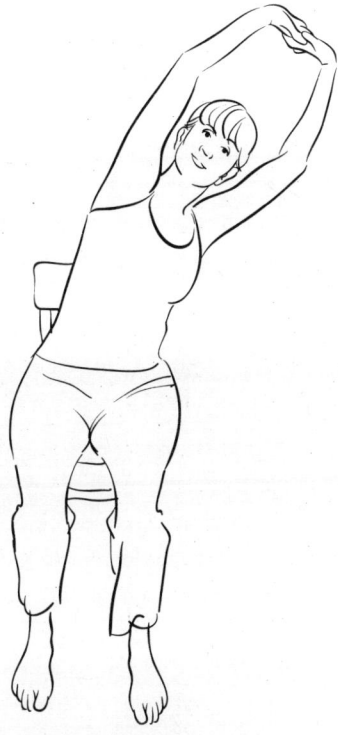

Abbildung 5.27b
Handgelenk, Arm und
Seitendehnung

32. Tauziehen (wörtlich „Kuhgesicht-Arme"): Nehmen Sie einen Yoga-gurt (oder einen alten Schlips oder einen Bademantelgürtel) in die rechte Hand und heben Sie den rechten Arm über den Kopf. Beugen Sie den Ellbogen, so dass er Richtung Himmel zeigt, die rechte Handfläche zum oberen Rücken, der Riemen oder Gurt verläuft den Rücken entlang. Beu-gen Sie den linken Ellbogen so, dass die linke Hand mit dem Handrü-cken den Rücken entlang fahren und den Gurt ergreifen kann. Richten Sie sich durch die Krone des Kopfes nach oben, das Steißbein locker zur Erde, während die Hände am Gurt aufeinander zu laufen. (Wenn sich Ihre Hände ohne Zuhilfenahme eines Gurtes und ohne Mühe berühren können, dann ist das großartig. Wenn nicht, auch großartig; in diesem Fall verwenden Sie den Gurt.) Halten Sie an, wenn Sie eine angenehme Dehnung erreicht haben; verweilen Sie dann drei bis fünf tiefe, langsa-me Atemzüge so. Entspannen und mit der anderen Seite wiederholen.

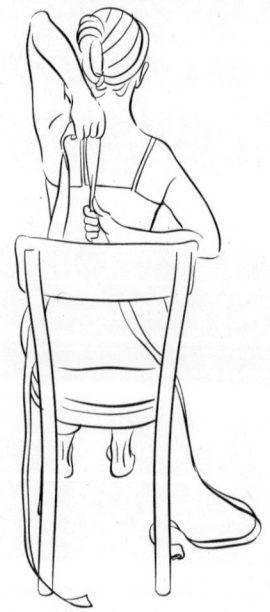

Abbildung 5.28 Tauziehen

33. Löwengrimasse: Atmen Sie voll und tief ein; dann, mit dem nächsten Ausatmen, machen Sie den Mund weit auf, so weit es ohne Mühe geht, strecken Sie die Zunge heraus, ebenfalls so weit wie möglich, und öffnen Sie auch die Augen so weit Sie können. Dabei spreizen Sie die Finger vor sich ab. Während Sie das tun, machen Sie einen langen Haaaah-Laut beim Ausatmen und ziehen Sie den Bauch nach hinten ein. Wenn Sie vollständig ausgeatmet haben, entspannen Sie und atmen Sie einige Male leicht durch. Wiederholen Sie die Löwengrimasse drei bis fünf Mal.

Zur Steigerung können Sie ausprobieren, wie nah Sie mit der Zunge ans Kinn oder an die Nase kommen, und gleichzeitig auf Ihre Nase starren. Wenn es Ihnen gefällt (und Sie alle Beteiligten in Hörweite beruhigt haben, dass Ihnen nichts fehlt), dann brüllen Sie beim Ausatmen laut wie ein Löwe.

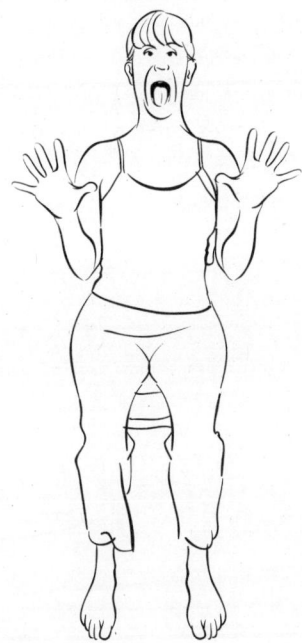

Abbildung 5.29 Löwengrimasse

Posen zur Rückenstärkung und -dehnung

34. Krokodilpose: Legen Sie sich bäuchlings auf den Boden, Arme angewinkelt, Hände übereinander, als Auflage für den Kopf. Der Kopf ist zur Seite gewendet, so dass Wange und Ohr auf den Handrücken liegen. Wenn Ihnen der Kopf in dieser Seitenlage unbequem ist, dann legen Sie den Kopf bitte so, dass Stirn oder Kinn die Hände berühren. Erlauben Sie dem ganzen Körper, völlig zu entspannen, geben Sie Ihr Gewicht an die Erde. Wenn Sie mögen, dürfen die Fersen nach außen fallen, also zum Mattenrand hin zeigen, die Zehen sind dabei nach innen angewinkelt. Atmen Sie so mehrmals langsam und tief, der Körper und Rücken dehnen sich bei der Einatmung nach oben aus und entspannen sich wieder bei der Ausatmung. Wenn der Kopf seitlich aufliegt, achten Sie darauf, auf welcher Seite er liegt. Dann wechseln Sie, indem Sie den Kopf behutsam zur anderen Seite drehen und die andere Wange und das andere Ohr auf die Hände legen. Achten Sie darauf, wie sich das anfühlt. Beobachten Sie die Bewegung des Atems in der hinteren Lunge, wie die Rückenrippen sich beim Einatmen weiten und beim Ausatmen lösen. Geben Sie Ihr gesamtes Körpergewicht an die Erde ab.

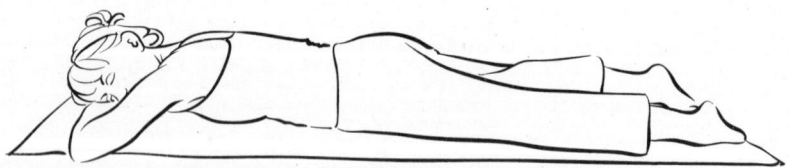

Abbildung 5.30 Krokodilpose

35. Heuschreckenpose vereinfacht: Auf dem Bauch liegend, Ellbogen angewinkelt, Hände übereinander, Stirn oder Kinn, was sich besser anfühlt, auf den Händen ablegen. Beine nebeneinander und die Fußspitzen in den Boden drücken. Spüren Sie den Bodenkontakt der Oberschenkel, und senken Sie das Schambein in die Matte. Mit dem Einatmen heben Sie Ihr rechtes Bein an, halten es dabei so gerade wie möglich, ohne dass es unbequem wird, die Zehen nach hinten weggestreckt. Mit dem Ausatmen senken Sie das Bein wieder. Machen Sie acht bis zwölf Atemzüge so weiter, die Beine abwechseln, einatmend hoch, ausatmend hinunter. Stimmen Sie die Bewegung auf den Atemrhythmus ab, und bewegen Sie die Beine so langsam, wie es noch angenehm geht. Bleiben Sie im Körper gegenwärtig und mit der Aufmerksamkeit beim Atem und der Stellung. Wenn Sie eine Steigerung wünschen, halten Sie Ihr Bein mehrere Atemzyklen lang in der oberen Position. Achten Sie darauf, weiterzuatmen; halten Sie den Atem nicht an.

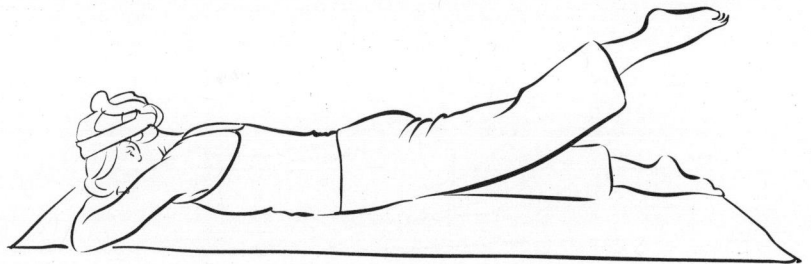

Abbildung 5.31 Heuschreckenpose, vereinfacht

36. Baby-Kobra: Auf dem Bauch liegend, die Arme an die Seiten gelegt, Kinn oder Stirn berühren den Boden, gern auch mit einem kleinen Kissen oder gefalteten Tuch unter der Stirn. Spüren Sie den Bodenkontakt durch das Schambein, und drücken Sie Beine und Fußspitzen in den Boden, mit Längsdehnung nach hinten durch die Füße. Finden Sie Ihren Atem. Mit einer Einatmung biegen Sie den Kopf, Hals, die Schultern und den Oberkörper hoch, so weit Sie ohne Mühe kommen. Mit der Ausatmung gehen Sie wieder nach unten. Vielleicht kommen Sie nicht sehr hoch, was völlig in Ordnung ist;

Sie geben einfach Ihr Bestes. Diese Bewegung kräftigt besonders den Rücken, und mit der Zeit und zunehmender Übung werden Sie immer stärker. Machen Sie diese Übung, einatmend hoch und ausatmend herunter, drei bis sechs Atemzüge lang. Achten Sie darauf, dass der Hals gerade ausgestreckt bleibt und dass Sie nicht einfach nur den Hals rauf und runter kurbeln, sondern die Rückenmuskulatur benutzen, um Rücken und Schultern zu heben. Bei der Haltung des Halses hilft es, sich ein Auge im Nacken vorzustellen, das geöffnet bleiben soll. Wenn Sie das noch ein bisschen steigern wollen, verharren Sie mehrere langsame, tiefe Atemzüge lang in dieser Position.

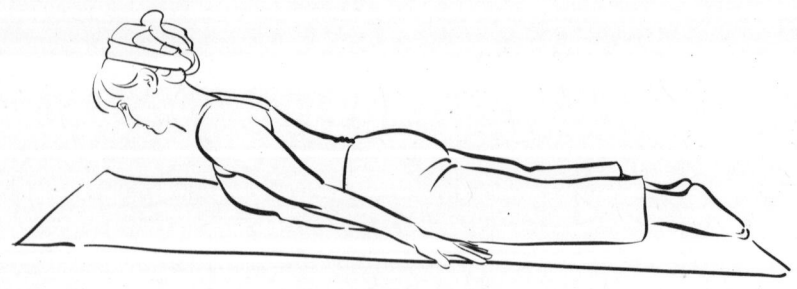

Abbildung 5.32 Baby-Kobra

Wenn Sie zum Ende kommen, ruhen Sie in der Krokodilpose aus (Pose 34). Dann nehmen Sie sich einen Moment Zeit zum Rückendehnen, legen die Handflächen unter die Schultern und schieben sich wieder in die Embryopose (Pose 14). Entspannen Sie so ein paar Atemzüge lang und erlauben Sie auch dem Lendenbereich, sich zu lockern und zu lösen.

37. Brückenpose: Auf dem Rücken liegend, mit angezogenen Beinen, die Füße hüftbreit auseinander, Fußgelenke sind unterhalb der Knie, legen Sie die Arme seitlich am Körper entlang auf den Boden, die Handflächen zeigen nach unten. Stimmen Sie sich auf den Atem ein. Atmen Sie einmal gut und tief ein; dann, beim Ausatmen, drücken Sie Füße und Arme nach unten, während Sie die Hüfte vom Boden abheben. Beim Einatmen lassen Sie die Hüften wieder sinken. Machen Sie dieses einfache Heben und Senken etwa fünf Mal; beim Ausatmen die Hüften hoch, so weit es geht, dann einatmen und die Wirbelsäule nach unten abrollen, bis die Hüften wieder unten sind. Wenn Sie eine größere Herausforderung wünschen, bleiben Sie einige langsame, flache Atemzüge lang oben in der Brückenposition. Achten Sie darauf, dass der Kopf gerade bleibt, das Kinn in einer Linie mit der kleinen Vertiefung in der Mitte des Schlüsselbeins. Und halten Sie den Atem nicht an!

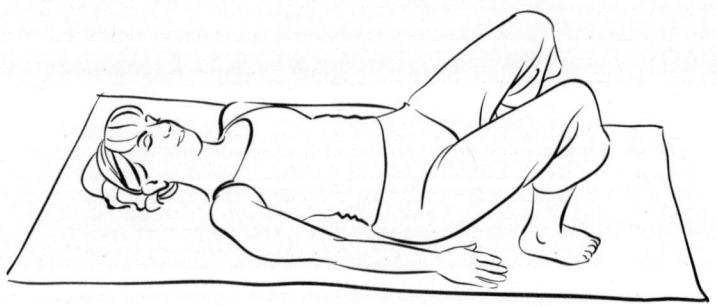

Abbildung 5.33a Brückenpose: Beginn

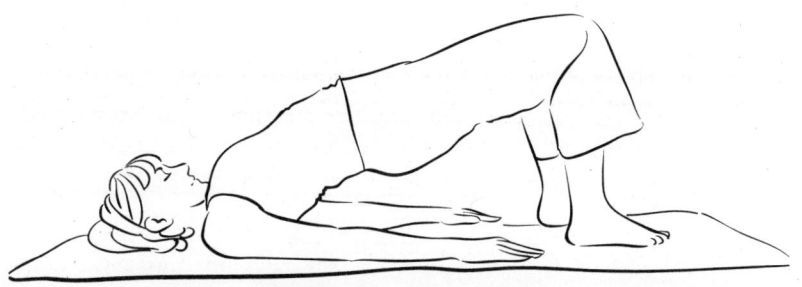

Abbildung 5.33b Brückenpose

Am Ende der Übung dehnen Sie den Rücken, indem Sie die Beine und Knie anziehen und festhalten, in der Knie-zur-Brust-Pose (Pose 11). Und denken Sie daran, wenn das Umgreifen der Beine in den Schultern ziehen sollte, verwenden Sie bitte einen Gürtel zum Halten der Beine, dann können die Schultern angenehm auf dem Boden ruhen. Richten Sie die Aufmerksamkeit und den Atem zum Rücken, spüren Sie die Dehnung in den Muskeln, die im Rücken betätigt wurden, und lassen Sie die Muskeln mit Hilfe des Atems locker und frei werden. Sie können auch gern behutsam etwas auf und ab schaukeln, das gibt dem Rücken eine angenehme Massage.

Tiefenentspannung

38. Shavāsana: Der Sanskritname für diese Pose bedeutet eigentlich Leichnam- oder Totenpose, und sie sieht ganz einfach aus, denn Sie liegen ja einfach nur still da und tun gar nichts. Aber es ist eine der schwierigsten Posen, wenn man sie meistern will, weil sie ein **totales** Loslassen aller körperlichen Anspannungen verlangt, dazu Geistesruhe und sich völlig der Erde zu überlassen. Also nehmen Sie sich für den Aufbau dieser Pose bitte ein bisschen Zeit, damit Sie genauso sorgfältig herangehen wie bei den aktiveren Posen. Es ist ratsam, einen Wecker zu stellen, auf fünf oder zehn Minuten, oder solange Sie diese Entspannungspose eben machen wollen, damit Sie sich vollständig darauf einlassen und die Erfahrung genießen können, und zwar ohne auf die Uhr schauen zu müssen, ob die Zeit um ist und schon andere Aufgaben auf Sie warten.

Legen Sie sich auf den Rücken, Beine ausgestreckt, die Arme ruhen an den Seiten, etwa 15 bis 20 cm vom Körper entfernt. Wenn im Rücken Verspannungen oder Steifheit spürbar sind, legen Sie eine aufgerollte Decke oder ein anderes Polster unter die Knie, das lindert etwaige Beschwerden. Falls Sie mögen, stützen Sie auch den Kopf mit einer kleinen Unterlage, etwa einem gefalteten Handtuch oder dergleichen, und vergewissern Sie sich, dass Stirn und Kinn, wenn man Sie von der Seite betrachten würde, ungefähr auf gleicher Höhe sind, damit die natürliche Kurvenform im Nacken beibehalten wird. Vielleicht mögen Sie auch ein kleines Augenpolster – mit Leinsaatfüllung – auf die Augen legen. Das kann die Entspannung vertiefen, indem es das Licht verdunkelt und unwillkürliche Augenbewegungen beruhigt. Überlegen Sie, ob Sie sich mit einer Decke zudecken wollen, da uns im Laufe der Entspannung leicht kalt werden kann. Sich gemütlich und warm halten erleichtert den Abbau und das Lösen von Anspannungen, was ja die eigentliche Aufgabe dieser schwierigen Pose ist.

Die Beine können hüftbreit auseinander und angenehm abgeschrägt nach außen fallen. Die Hände leicht eingerollt mit den Handflächen zum Himmel, wenn das für Sie angenehm ist. Falls nicht, dürfen Sie genauso gut nach unten aufliegen. Der Kopf soll gerade liegen, das Kinn in einer

Linie mit der kleinen Vertiefung in der Mitte vom Schlüsselbein. Sie dürfen auch erst hin und her rutschen und so viele Anpassungen vornehmen wie nötig, bis Sie die angenehmste Position gefunden haben. Dann kommen Sie in die Stille.

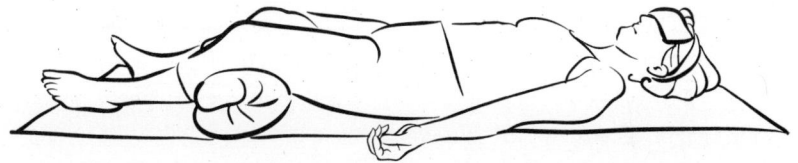

Abbildung 5.34 Shavāsana

Sobald Sie bereit sind, bringen Sie Ihre Aufmerksamkeit zum Gesicht und allen Muskeln, die unser Mienenspiel ausdrücken: Lächeln, Stirnrunzeln, die freudige Aufregung und die Besorgnis. So weit Sie können, lösen und entspannen Sie alle Gesichtsmuskeln, so dass Ihr Gesicht weich und passiv wird.

Bringen Sie die Aufmerksamkeit zu Ihren Augen, diese dürfen sanft in ihren Höhlen liegen und ruhen.

Bringen Sie die Aufmerksamkeit zum Gehirn; es darf sanft im Schädel ruhen.

Mit dem geistigen Auge lockern Sie die Aufhängung des Kiefergelenks, so dass die Zahnreihen auseinandergehen und die Lippen sich kaum noch berühren. Lassen Sie die Zunge locker vom Gaumen herunterfallen und das Mundinnere weich werden.

Bringen Sie die Aufmerksamkeit zum Kopf und lassen Sie sein Gewicht vollständig in die Erde sinken, so kann der Nacken entspannen, locker werden und nachgeben. Lassen Sie auch das Halsinnere und die Kehle locker und nachgiebig werden.

Bringen Sie die Aufmerksamkeit zu den Schultern, die, befreit vom Gewicht des Kopfes und des Nackens, zurücksinken und ausruhen können. Wenn Sie noch andere Lasten auf oder in den Schultern spüren, gestatten Sie sich doch, diese Bürden beiseitezulegen und zur Ruhe zu kommen.

Bringen Sie die Aufmerksamkeit zu allen inneren Organen: wie das Herz zwischen den Lungenflügeln eingebettet ruht, der Magen, die Nieren, und alle übrigen inneren Organe. Lassen Sie alle physische Anspannung, die Sie dort fühlen, aber auch alle emotionale Anspannung, sich lösen. Mitunter beherbergen wir Emotionen in den Organen: vielleicht eine Angst im Bauch, Ärger oder Zorn im Herzen, Traurigkeit in der Lunge. Geben Sie sich selbst die Erlaubnis, **alles,** aber auch alles, was Ihnen jetzt nicht weiterhilft, einfach gehen zu lassen.

Bringen Sie die Aufmerksamkeit zu den Hüften, zum Gesäß, und in die Leistengegend: entspannen, lockern, loslassen.

Bringen Sie die Aufmerksamkeit zu den Oberschenkeln und Knien, zum Schienbein und zu den Waden; zu den Knöcheln, Füßen, Zehen: entspannen, erschlaffen und ganz der Erde überlassen.

Bringen Sie die Aufmerksamkeit zur Haut, die Ihren ganzen Körper bedeckt; sie darf entspannen, schaff werden und nachgeben.

Bringen Sie die Aufmerksamkeit zu den Muskeln überall im Körper: entspannen, lösen, nachgeben.

Lassen Sie nun die Knochen schwer werden und in die Erde sinken. Das Fleisch darf sich schlaff von den Knochen lösen. Vertrauen Sie darauf, dass der Boden Sie hält! Vertrauen Sie, dass alles so ist, wie es sein soll. Es gibt nichts, was Sie tun müssten, und nirgends, wo Sie hingehen müssten. Ruhen Sie nun so lange, wie Sie mögen, denken Sie nur noch ans Ein- und Ausatmen. Wenn die Gedanken losrattern, lassen Sie sie einfach weiterziehen, und wenden Sie sich wieder Ihrem Atem zu. Für den Moment gibt es nichts anderes zu tun als zu entspannen, loszulassen und sich vollständig der Erde hinzugeben.

Wenn der Wecker klingelt und Sie bereit sind, aus der Pose herauszukommen, ist es wichtig, die Aufmerksamkeit **ganz allmählich** wieder dem Raum zuzuwenden. Dann, wenn Sie bereit sind, bewegen Sie sanft die Finger und Zehen, und strecken und dehnen Sie sich nach Belieben so, wie es nötig ist. In Ihrem eigenen Tempo beugen Sie ein Knie oder beide, rollen dann auf die Seite, bleiben dort noch einige Atemzüge lang liegen, um den Übergang aus der Tiefenentspannung zurück in den Alltag zu erleichtern. Wenn Sie bereit sind, aufzustehen, bringen Sie Hände und Arme nach vorn zum Abstützen, dann richten Sie sich zur Sitzposition auf.

Abschluss der Praxis

Bevor Sie sich nach dem Praktizieren wieder Ihren Pflichten zuwenden, nehmen Sie sich bitte etwas Zeit, die Erfahrungen der Übungen zu reflektieren. Vielleicht spüren Sie Dankbarkeit für das Geschenk des Atems oder für irgendetwas in Ihrem Leben. Fassen Sie die Absicht, dieses Gefühl der Stille und des Friedens, das durch Ihre Praxis entstanden ist, zu bewahren, in der Verbindung zu bleiben. Erkennen Sie, dass diese Stille Ihnen jederzeit durch Ihren Atem zugänglich ist.

Wenn Sie in Ihren geschäftigen Alltag zurückkehren, wer weiß, vielleicht können Sie dies Gefühl innerer Stille mitnehmen – und sogar mit anderen teilen.

6

Nacken-Check:
Acht Strategiepunkte
für dauerhaften Erfolg
bei der Selbstheilung

An dieser Stelle angekommen hoffe ich, dass Sie verstehen, wie Yoga Ihnen zur Linderung – und wie zu hoffen ist, sogar zur Behebung – der Schmerzen im Nacken- und Schulterbereich verhelfen kann. Und ich hoffe, dass es ebenso klar ist, dass Yoga nicht nur ein Körpertrainingsprogramm, sondern ein ganzheitlicher Ansatz der Selbstheilung und Transformation ist, der eine Vielzahl von Praktiken mit einbezieht, sowohl auf der Matte als auch im Alltag. Während das Praktizieren der Yogaposen wesentlich zur Kräftigung, Flexibilität und gesunden Haltung beiträgt, und die gesunde Haltung wiederum Vorbedingung für einen schmerzfreien Nacken- und Schulterbereich ist, kann das Praktizieren der Achtsamkeit aber auch in Ihrem Tagesablauf tief greifende Wirkungen herbeiführen. Im Yoga sind wir gebeten, den vielen ursächlichen Faktoren Aufmerksamkeit zu schenken – einschließlich unserer Haltungsgewohnheiten, Gelenkbewegungen,

Gedanken und Gefühle – und uns sorgsam und mitfühlend auf Heilung und Gesundheit zuzubewegen.

Und im Gegensatz zu anderen Therapie-Optionen – ob Gang zum Arzt, Chiropraktiker oder Akupunkteur – ist Yoga etwas, das nur *Sie* für *sich selbst* tun können. Ein erfahrener Yogalehrer oder Yogatherapeut kann Sie zwar auf dieser Innenreise der Selbstentdeckung und Selbstheilung anleiten und begleiten, doch die Praxis basiert auf Ihren persönlichen Erkundungen und Einsichten – und Ihrer Verbindung mit Ihrem eigenen „inneren Lehrer". Beim Yoga gibt es das nicht, dass „eines für alle passt". Die Praxis ist individuell verschieden, maßgeschneidert für jeden Einzelnen mit seiner einzigartigen Struktur, seinem Hintergrund, seiner Persönlichkeit, seinem Temperament und seinen Bedürfnissen. Daher verlangt Yoga von Ihnen, dass Sie selbst Verantwortung für Ihr Wohlergehen und Ihre Behandlung übernehmen, und diesen Ansatz halten inzwischen auch die Vertreter der westlichen Medizin für ganz entscheidend für den Erfolg, insbesondere auch bei Nackenbeschwerden.

Als Ergänzung zu den einzelnen in diesem Buch vorgestellten Übungsanleitungen folgt hier noch ein kurz gefasster Überblick über acht wesentliche Strategiepunkte für die Selbstheilung und den Weg zu einem gesunden Hals und gesunden Schultern.

Auf der Matte

1. Yoga regelmäßig praktizieren: Nehmen Sie sich fest vor, jeden Tag formell ein wenig zu praktizieren. Mit „formell" ist nicht gemeint, dass Sie sich unbedingt einen Yogaanzug zulegen oder viel Zeit investieren müssen. (Wie lange, wo und wann man am besten praktiziert, siehe Kapitel 5.) Wesentlich ist, Yoga zu einem festen Bestandteil Ihres Tagesablaufs zu machen, damit Sie, wenn auch nur für kurze Zeit, die übliche Geschäftigkeit, das Planen und die Zielsetzungen unterbrechen und die Aufmerksamkeit nach innen wenden können, im Körper ankommen, gegenwärtig sein, atmen, sich strecken, sich entspannen und Energie tanken können. Idealerweise mag das auf einer Yogamatte stattfinden, doch die Umstände können es erforderlich machen, dass Sie Ihre Übungen auch anderswo machen, vielleicht in einem Hotelzimmer, im Büro, oder im Bett. Meine Lehrerin Esther Myers, die im Januar 2004 an Krebs verstarb, berichtete mir, dass sie vor dem Krebs dachte, Yogaübungen im Bett würden nicht zählen, dass man auf dem Boden üben müsse, damit es wirklich Yoga sei. Doch nach ihrer Krebsdiagnose erkannte sie, dass alles Yoga ist.

Auf der Matte oder weg von der Matte

2. Atempraxis: Langsame Tiefenatmung ist die natureigene Anti-Stress-Medizin – es gibt sie umsonst, sie ist einfach und immer verfügbar. Atmen ist die einzige Körperfunktion, die wir sowohl bewusst aus auch unbewusst vornehmen können – wir haben ja zwei Nervensysteme, das vegetative oder autonome, das unwillkürlich funktioniert, und eines, das wir willkürlich steuern können. Wenn Sie bewusst die Kontrolle der Atmung übernehmen, öffnet das die Tür zur Entspannung des Nervensystems. Oder, wie der Yogameister B.K.S. Iyengar in seinem klassischen Werk *Licht auf Yoga* erklärt: „Reguliere den Atem und erlange dadurch Kontrolle über den Geist" (Iyengar, 1979 und 2010).

Also nehmen Sie sich jeden Tag etwas Zeit für den Atem. Das kann Teil der formellen Übungen auf der Matte sein, oder informell in den Tag eingewoben, beispielsweise wenn Sie an einer roten Ampel oder im Wartezimmer warten, oder wann immer Sie Stress empfinden. Einige meiner Schüler sagen mir, dass Sie Atemübungen benutzen, um nachts einzuschlafen, oder wenn sie zwischendurch aufwachen, wieder in den Schlaf zurückzufinden.

Spezifische Anleitungen für tiefes Bauchatmen finden Sie in Kapitel 5. Um diese Erfahrungen zu vertiefen, können Sie auch die folgenden beiden grundlegenden Atemübungen durchführen:

- **Gleichmäßiger Atem:** Bringen Sie die Aufmerksamkeit zum Atem, und zählen Sie im Geiste die Dauer des Ein- und des Ausatmens mit. Dann versuchen Sie, beide gleich lang zu machen. Vielleicht zählen Sie einfach „eins, zwei, drei, vier" beim Einatmen und „eins, zwei, drei, vier" beim Ausatmen. Oder zählen Sie bis drei, fünf, oder sieben; es spielt keine Rolle. Tun Sie einfach Ihr Bestes, damit Ein- und Ausatmung gleich lang sind. Fahren Sie damit drei bis fünf Minuten fort, und dann überlassen Sie den Atem wieder seinem eigenen natürlichen Rhythmus.

- **Erweiterte Ausatmung:** Beginnen Sie mit dem gleichmäßigen Atem (wie oben); dann probieren Sie spielerisch, die Ausatmung bis zu doppelt so lange zu machen wie die Einatmung. Wenn Sie beispielsweise bis vier einatmen, versuchen Sie mit dem Ausatmen bis fünf, sechs, sieben oder acht zu kommen. Wie bei allen Yogaübungen sollten Sie sich aber nicht überanstrengen. Tun Sie einfach Ihr Bestes, damit die Ausatmung länger als die Einatmung wird. Das kann eine besonders entspannende Übung sein.

3. Meditation: Falls Sie je einen herrlichen Sonnenuntergang erlebt oder in eine Kerzenflamme geschaut haben oder von der Schönheit eines Gemäldes oder einer Statue überwältigt worden sind, haben Sie meditiert. Trotz des verbreiteten Irrtums, dass Meditation das *Leersein* des Geistes bedeute, heißt meditieren eigentlich, den Geist mit einem *Meditationsobjekt* zu erfüllen, das kann eine Flamme, ein Bild, eine Blume, eine Gottheit, eine Farbe, ein Klang, praktisch alles sein. Meditation ist eines der wichtigsten Werkzeuge des Yoga, sowohl für die spirituelle Praxis als auch hochwirksam als Heilmethode. Da Meditierende Integration, Ganzheit anstreben, also eins zu werden mit dem Gegenstand der Meditation, ist es hilfreich, etwas zu wählen, das für Sie reizvoll, aber auch konstruktiv, produktiv und heilsam ist, etwa eine inspirierende Aussage oder ein Gebet. „Der Schlüssel liegt darin, den Geist in eine positive Richtung zu transformieren", sagte mir der Yogameister T.K.V. Desikachar, als ich ihn für einen Artikel im *Yoga Journal* interviewte, „denn was auch immer im Geist geschieht, geschieht im gesamten System" (Krucoff, 2007).

Eine meiner Lieblingsmeditationen ist die folgende:

- **Mantrameditation:** Ein Mantra ist einfach ein Gedanke oder eine Absicht, die als Klang ausgedrückt wird, um sich in der Meditation darauf zu konzentrieren. Wählen Sie sich ein Wort, einen Satz, eine Zeile aus einem Gedicht oder Gebet als Mantra, etwas, das für Sie bedeutsam ist. Als Beispiel mag das Mantra von Dorothy dienen: *„Kein anderer Ort als zu Hause"*. Rezitieren Sie dieses Mantra, entweder still oder hörbar, einmal bei der Einatmung und einmal bei der Ausatmung. Oder, als Variante der erweiterten Ausatmung, rezitieren Sie es einmal beim Einatmen und zweimal beim Ausatmen. Stellen Sie sich den Wecker am Anfang auf drei Minuten, und versuchen Sie, die ganze Zeit die Konzentration beim Mantra zu halten. Wenn andere Gedanken auftauchen, stellen Sie einfach das Geplapper des Geistes fest, ohne es zu verurteilen, und konzentrieren Sie sich wieder auf das Mantra. Mit der Zeit können Sie die Dauer, die Sie in der Meditation verbringen, länger werden lassen.

Praktizieren ohne Matte

4. **Yoga in den Alltag integrieren:** Im Grunde bedeutet das einfach, den ganzen Tag über darauf achtsam zu sein, was gerade vor sich geht, in Ihnen, im Körper, energetisch, mental und emotional.

Tun Sie Ihr Bestes, um

- in guter Haltung zu sitzen, zu stehen und sich zu bewegen;

- nicht zu lange in einer Position zu verharren; lieber aufstehen, sich strecken, ein paar Schritte gehen, atmen;

- kurze „Mikroübungen" aus dem Yoga in den Tagesablauf einzuflechten. Beispielsweise verrichten Sie einfache Bewegungen, während Sie am Schreibtisch arbeiten (Schulterheben, Biegerücken, Arme aus- und einfalten) oder wenn Sie in einer Warteschlange anstehen (Stehender Berg, Baumpose und Kopfwende). Gewöhnen Sie sich an, bevor Sie ans Telefon gehen, einen vollen, tiefen Atemzug zu machen. Nutzen Sie andere Wartezeiten – an der roten Ampel oder wenn der Computer hochfährt – als Gelegenheiten für eine kurze Meditation;

- die Aufmerksamkeit regelmäßig in den Hals und die Schultern zu lenken. Sie könnten sich den Wecker stellen, damit er Sie stündlich daran erinnert, und dann jeweils spüren, ob sich irgendwo Spannungen angestaut haben (auch im Mund, Gesicht, in den Armen und im oberen Rücken). Wenn ja, atmen Sie tief durch, und lassen Sie die Muskeln locker werden und erschlaffen.

5. Unterstützendes Umfeld schaffen: Schaffen Sie sich eine Umgebung, die eine gesunde Haltung fördert – bei der Arbeit, im Auto, und zu Hause. Besorgen Sie sich entsprechende Hilfsmittel und Zubehör, um Hals und Schultern zu entlasten, also eine Freisprechanlage oder Kopfhörer fürs Telefon, einen ergonomischen Stuhl und am Computertisch einen Dokumentenhalter und Ähnliches. Ihr energetisches Umfeld halten Sie dadurch gesund, dass Sie Unordnung und Wirrwarr reduzieren. Pflegen Sie auch förderliche Sozialkontakte, suchen Sie positive Beziehungen zu Menschen, an denen Ihnen etwas liegt, unterhalten Sie echte Freundschaften. Wenn Ihnen Hals oder Schultern in der Nähe einer bestimmten Person

Beschwerden bereiten, macht es wenig Sinn, viel Zeit miteinander oder eine bessere Beziehung anstreben zu wollen.

6. Selbststudium: Eine der Übungen zur Selbstdisziplin *(niyama)*, die im *Yogasūtra* des Patañjali (II. 32) erwähnt wird, heißt *svādhyāya*, und das bedeutet „studieren". Es meint sowohl das Studium der heiligen Texte als auch das Selbststudium, das den Weg zum Verstehen des eigenen Selbst ebnet, und damit letztendlich zur Transformation. Eine der besten Arten, mehr über sich selbst zu erfahren – die eigenen Gewohnheiten, Gedanken, Gefühle – besteht darin, ein Tagebuch zu führen, wie es häufig Menschen mit chronischen Leiden empfohlen wird. Es ist eine Überlegung wert, ob Sie Ihren Beschwerdeverlauf erfassen wollen, vielleicht auf einer Schmerzskala von null bis zehn, wobei die Null für „schmerzfrei" steht, und die Zehn für die schlimmstmöglichen Schmerzen. Notieren Sie insbesondere, womit Sie an Tagen mit hohen Schmerzgrenzen körperlich, mental oder emotional beschäftigt waren, um herauszufinden, was die Auslöser für das Ansteigen der Schmerzen sein könnten. Außerdem möchten Sie vielleicht stressbeladene Ereignisse aufschreiben, oder Ihre Gedanken oder Gefühle. Schon der Vorgang des Nachdenkens und Niederschreibens hat eine therapeutische Wirkung. Die Führung eines Tagebuchs kann Licht auf die Faktoren werfen, die zu Ihren Beschwerden beitragen, und Ihnen helfen, mehr über Ihre eigenen Gedanken- und Verhaltensmuster zu erfahren und Lösungen zur Heilung zu finden.

7. Ausrüstung für die Selbstbehandlung: Bestimmte Geräte und Zubehör sind nützlich und hilfreich, um Beschwerden zu vermindern, etwa:

- **Geräte für den Körper:** Gymnastikbälle, Schaumstoffrollen, der Thera-Stab und ähnliche Hilfsmittel sind dazu da, besonders verhärtete Muskelstellen anzugehen und sie zu lösen.

Sie können solche Hilfsmittel in Verbindung mit den Atemübungen benutzen, und die Muskeln jeweils beim Ausatmen locker werden lassen (weitere Informationen unter „Quellen und Zubehör").

- **Kühlpackungen:** Ich selber habe gewöhnlich mehrere weiche Kühlpackungen in meinem Gefrierfach, als Erste-Hilfe-Vorrat, denn Eiskühlungen sind eine sichere und effektive Maßnahme bei Entzündungen und zur Schmerzlinderung. Sie können aber auch einfach eine Packung Tiefkühlerbsen nehmen; sie lassen sich den Körperbiegungen und Rundungen, besonders an Nacken und Schultern, leicht anschmiegen. Legen Sie ein Handtuch zwischen die Haut und das Eis. Viele Menschen sind im Unklaren, wann Eis und wann Wärme angebracht ist. Als Faustregel gilt: Eis oder Kühlung für neu aufgetretenen oder akuten Schmerz, Wärme bei alten oder chronischen Schmerzen. Doch auch Schmerzen, die uns schon länger begleiten, können als Schub aufflammen, und dann ist Kühlung eine gute Wahl. Probieren Sie aus, was bei Ihnen am besten funktioniert.

- **Wärmepackungen und heiße Bäder:** Um chronische Schmerzen und Steifheit zu lindern, eignen sich Wärmepflaster oder ein heißes Bad. Bei Muskelschmerzen helfen Badezusätze wie Bittersalz oder ätherische Öle, Duftnoten mit Jasmin oder Lavendel wirken sehr entspannend.

8. Ein Netzwerk von Helfern schaffen: Finden Sie Menschen aus den Heilberufen, die sich um Ihre Belange kümmern können. Je nach Ihrer Situation und Ihren individuellen Bedürfnissen können zu einem solchen Netzwerk Ärzte gehören, Massagetherapeuten, Akupunkteure, Physiotherapeuten, Chiropraktiker, Psychotherapeuten, Yogatherapeuten und Yogalehrer. Aber vergessen Sie nicht, dass Sie selbst für Ihre Gesundheit verantwortlich sind: Sehen Sie die Vertreter der Heilberufe als Berater und Partner an, die Ihnen mit ihrem Wissen zur Seite stehen und Ihnen helfen können, die bestmöglichen Entscheidungen zur eigenen Gesundung zu treffen. Es ist eine Überlegung wert, regelmäßig Yogakurse zu besuchen, die von erfahrenen und qualifizierten Kräften durchgeführt werden (wie Sie jemanden finden, Näheres dazu im Anhang unter Quellen und Hilfsmittel). Die Zugehörigkeit zu einer Gemeinschaft von Gleichgesinnten, auch Sangha genannt, kann eine äußerst bereichernde Erfahrung sein. Allerdings ist so ein Yogakurs als Ergänzung zu Ihrer regelmäßigen eigenen Praxis gedacht, nicht als Ersatz dafür.

Diese Strategien zur Selbsthilfe sind aber keine „Gebote", sie sind nicht in Stein gemeißelt! Es sind einfach nur Vorschläge für die Schritte, die Sie unternehmen können, um sich die Heilkraft des Yoga zunutze zu machen. Hier gilt, wie sonst auch, das zu nehmen, was für Sie funktioniert, und das Übrige zu ignorieren.

Und vergessen Sie nicht, dankbar zu sein, dass Sie Hals und Schultern *haben* – auch wenn sie wehtun. Seien Sie gut zu ihnen, achten Sie auf sie, und tun Sie Ihr Bestes, um die erforderlichen Maßnahmen umzusetzen, damit Heilung stattfinden kann – in diesem außerordentlich strapazierten Bereich, aber auch im gesamten Körper, Geist und Seele. Machen Sie jede Einatmung zu einer Gelegenheit, Ihr ganzes Wesen mit heilenden Energien zu füllen. Und machen Sie jede Ausatmung zu einer Gelegenheit für Entspannung und Loslassen und den Schmerz und alles, was sie nicht brauchen, gehen zu lassen.

Quellen und Hilfsmittel

Empfohlene Lektüre

Brantley, Jeffrey (2007). *Calming Your Anxious Mind: How Mindfulness and Compassion Can Free You from Anxiety, Fear, and Panic.* 2nd ed. Oakland, CA: New Harbinger Publications. (Dt.: *Der Angst den Schrecken nehmen.* Freiburg: Arbor, 2009).

Calais-Germain, Blandine (1993). *Anatomy of Movement.* Seattle, WA: Eastland Press.

Coulter, H. David (2001). *Anatomy of Hatha Yoga: A Manual for Students, Teachers, and Practitioners.* Honesdale, PA: Body and Breath Inc.

Desikachar, T.K.V. (1995). *The Heart of Yoga: Developing a Personal Practice.* Rochester, VT. Inner Traditions International.

Desikachar, T.K.V. *Yoga: Tradition und Erfahrung: Die Praxis nach dem Yoga Sutra des Patanjali.* Via Nova, 2005.

Desikachar, T.K.V. *Über Freiheit und Meditation. Mit CD. Das Yoga Sutra des Patanjali. Eine Einführung.* Via Nova 2006.

Devi, Nischala Joy (2000). *Healing Path of Yoga: Time-Honored Wisdom and Scientifically Proven Methodes That Alleviate Stress.* Open Your Heart, and Enrich Your Life. New York: Three Rivers Press.

Domar, Alice D. (2000). *Self-Nurture: Learning to Care for Yourself as Effectively as You Care for Everyone Else.* New York: Viking Penguin.

Faulds, Richard (2006). *Kripalu Yoga: A Guide to Practice On and Off the Mat*. New York: Bantam Books.

Feuerstein, Georg (2000). *The Shambhala Encyclopedia of Yoga*. Boston, Shambhala Publications. (Neue, erw. Auflage: *The Encyclopedia of Yoga and Tantra* (2011).

Feuerstein, Georg und Larry Payne (1999). *Yoga for Dummies*. Foster City, CA: IDG Books Worldwide Inc.

Finger, Alan (2005). *Chakra Yoga: Balancing Energy for Physical, Spiritual and Mental Well-Being*. Boston, Shambhala Publications.

Gaudet, Tracy W. (2004). *Consciously Female: How to Listen to Your Body and Your Soul for a Lifetime of Healthier Living*. New York: Bantam Books.

Kabat-Zinn, Jon (1990). *Full Catastrophe Living: Using the Wisdom of Your Body and Mind to Face Stress, Pain and Illness*. New York: Dell Publishing. (Dt.: *Gesund durch Meditation*. Frankfurt: Fischer, 2006).

Kraftsow, Gary (1999). *Yoga for Wellness: Healing with the Timeless Teachings of Viniyoga*. New York, Penguin Compass. Dt.: *Kraftquelle Yoga*. (Viniyoga) 2006: Via Nova.

Krucoff, Carol und Mitchell (2009). *Healing Moves: How to Cure, Relieve, and Prevent Chronic Ailments with Exercise*. Monterey, CA: Healthy Learning.

Lasater, Judith (1995). *Relax and Renew: Restful Yoga for Stressful Times*. Berkeley, CA: Rodmell Press.

McCall, Timothy (2007). *Yoga as Medicine: The Yogic Prescription for Health and Healing. New York*: Bantam Books.

Myers, Esther (1997). *Yoga and You: Energizing and Relaxing Yoga for New and Experienced Students*. Boston: Shambhala Publications.

Payne, L., Usatine, R. (2002). *Yoga Rx: A Step-by-Step Program to Promote Health, Wellness, and Healing for Common Ailments*. New York: Broadway Books.

Scaravelli, Vanda (1991). *Awakening the Spine: The Stress-Free New Yoga that Works with the Body to Restore Health, Vitality, and Energy*. 2nd ed. San Francisco: HarperOne.

Schatz, Mary Pullig (1992). *Back Care Basics: A Doctor's Gentle Yoga Program for Back and Neck Pain Relief.* Berkeley, CA. Rodmell Press.

Stiles, Mukunda (2005). *Structural Yoga Therapy: Adapting to the Individual.* San Francisco: Weiser Books.

Audio/Videomaterial

Eine reiche Auswahl an Videos, auch zum Mitmachen, finden Sie unter *www.sivananda.eu* (Sivananda Yoga Europe weltweit) oder unter *www.yoga-vidya.de*

Yogalehrer und Yogatherapeuten

Qualifizierte Yogalehrer und Yogatherapeuten sind in dem Berufsverband BDY oder EYU erfasst: *www.yoga.de.*

Einen vielseitigen Überblick über Kurs- und Seminarangebote, auch mit medizinischen Schwerpunkten, finden Sie unter *www.sivananda.eu* und *www.yoga-vidya.de*

Wenn Sie an Ihrem Wohnort beginnen möchten, bieten die allermeisten Volkshochschulen (VHS/KVHS) Yogakurse verschiedener Richtungen an, vor allem auch ein reichhaltiges Angebot an *Yoga für Senioren*, einige der Kurse werden auch von den Krankenkassen bezuschusst.

Yoga-Zubehör

Angebote zu Fachliteratur und Yogazubehör und Hilfsmittel aller Art, vom Yoga-Anzug bis zu Matten, Gurten, Seilen, aber auch Ayurveda-Produkte bis hin zu Accessoires und T-Shirts oder Taschen finden Sie unter *www.yogakosmos.de*

Bibliografie

Benson, Herbert (1996). *Timeless Healing: The Power and Biology of Belief.* New York: Fireside.

Brantley, Jeffrey (2007). *Calming Your Anxious Mind: How Mindfulness and Compassion Can Free You from Anxiety, Fear, and Panic.* 2te Auflage, Oakland, CA: New Harbinger.

Butler, Robert (2009). Telefoninterview der Autorin. Juni. International Longevity Center, New York, www.ilcusa.org/pages/about-us/president-ceo.php.

Côté, Pierre, Gabrielle van der Velde, J.D. Cassidy, Linda J. Carroll, Sheila Hogg-Johnson, Lena W. Holm, Eugene J. Carragee, Scott Haldeman, Margareta Nordin, Eric L. Hurwitz, Jaime Guzman und Paul M. Peloso 2008. The burden and determinants of neck pain in workers: Results of the Bone and Joint Decade 2000–2010 Task Force on Neck Pain and Its Associated Disorders. *Spine 33* (4S), 60–74.

Devi, Nischala Joy (2000). *The Healing Path of Yoga: Time-Honored Wisdom and Scientifically Proven Methods That Alleviate Stress, Open Your Heart, and Enrich Your Life.* New York: Three Rivers Press. (Dt.: *Der heilende Weg des Yoga: Zeitlose Weisheit und medizinisch erprobte Behandlungen die Stress lindern, das Herz öffnen und das Leben bereichern.* Windpferd 2001.

Domar, Alice D. (2000). *Self-Nurture: Learning To Care for Yourself as Effectively as You Care for Everyone Else.* New York: Viking Penguin.

Haldeman, Scott (2008). Telefoninterview der Autorin, Dezember. Department of Neurology, University of California, Irvine.

Haldeman, Scott, Linda J. Carroll und J. David Cassidy (2008). The empowerment of people with neck pain: Introduction – The Bone and Joint Decade 2000–2010 Task Force on Neck Pain and Its Associated Disorders. *Spine 33* (4S), 8–13.

Haldeman, Scott, Linda Carroll, J.David Cassidy, Jon Schubert und Ake Nygren (2008). The Bone and Joint Decade 2000–2010 Task Force on Neck Pain and Its Associated Disorders: Executive Summary. *Spine 33* (4S), 5–7.

Hampton, Tracy (2008). Improvements needed in management of temporomandibular joint disorders. *Journal of the American Medical Association 299* (10), 1119–21.

Hogg-Johnson, Sheilah, Gabrielle van der Velde, Linda J. Carroll, Lena W. Holm, J. David Cassidy, Jaime Guzman, Pierre Côté, Scott Haldeman, Carlo Ammendolia, Eugene Carragee, Eric Hurwitz, Margareta Nordin und Paul Peloso (2008). The burden and determinants of neck pain in the general population: Results of the Bone and Joint Decade 2000–2010 Task Force on Neck Pain and Its Associated Disorders. *Spine 33* (4S), 39–51.

Hurwitz, Eric L., Eugene J. Carragee, Gabrielle van de Velde, Linda J. Carroll, Margareta Nordin, Jaime Guzman, Paul M. Peloso, Lena W. Holm, Pierre Còté, Sheilah Hogg-Johnson, J. David Cassidy und Scott Haldeman (2008). Treatment of neck pain: Noninvasive interventions – Results of the Bone and Joint Decade 2000–2010 Task Force on Neck Pain and Its Associated Disorders. *Spine 33* (4S), 123–52.

Insurance Institute for Highway Safety (2009). Q&As. Neck Injury. www.iihs.org/research/qanda/neck_injury.html (July 23, 2009).

Iyengar, Bellur Krishnamachar Sundararaja (B.K.S.) (1979). *Light on Yoga. Yoga Dipika.* Rev. ed. New York: Schocken Books. (Dt.: *Licht auf Yoga.* Neuauflage 2010, O.W. Barth Verlag).

Lasater, Judith Hanson (2004). In Carol Krucoff. Anywhere, anytime yoga. *Prevention*, Oct.: 113–18.

Lidgren, Lars 2008. Preface: Neck pain and the decade of the bone and joint 2000–2010. *Spine 33* (4S), 1–2.

McCall, Timothy (2007). *Yoga as Medicine: The Yogic Prescription for Health and Healing.* New York: Bantam Books.

Krucoff, Carol (2007). Positively healing: Erverything that happens in your mind is reflected in your body, says T.K.V. Desikachar. *Yoga Journal 3* (201), 111–15.

Mental Health Foundation (2009). More fearful UK society linked to rise in anxiety disorders, says new report. www.mental-health.org.uk/media/ news-releases-2009/14-april-2009/?locale=en (Juli 22, 2009).

Myers, Esther (1996). *Yoga and You: Energizing and Relaxing Yoga for New and Experienced Students.* Boston: Shambala Publications.

National Center for Complementary and Alternative Medicine (NCCAM) (2008). Yoga for health: An introduction. http://nccam.nih.gov/health/ yoga/introduction.htm (Juli 6, 2009).

Sherman, Karen J., Daniel C. Cherkin, Janet Erro, Diana L. Miglioretti und Richard A. Deyo (2005). Comparing Yoga, exercise and a self-care book for chronic low back-pain: A randomized, controlled trial. *Annals of Internal Medicine 143* (12), 849–56.

U.S. Department of Health and Human Services (Physical Activity Guidelines Advisory Committee) (2008). Physical Activity Guidelines Advisory Committee Report 2008. Washington, DC: U.S. Department of Health and Human Services. www.health.giv/paguidelines/Report/pdf/ CommitteeReport.pdf (Januar 8, 2010).

Danksagung

Für die Weisheit, Güte und Unterstützung der vielen wundervollen Menschen, die zu diesem Buch beigetragen haben, bin ich dankbar. Besonders danken möchte ich dem hervorragenden und ausgezeichneten Physio- und Yogatherapeuten Matthew J. Taylor, PT, Ph. D. dafür, dass er sich trotz seiner ausgelasteten Rehabilitationspraxis und Vorstandsaufgaben für den Internationalen Verband der Yogatherapeuten die Zeit genommen hat, das Manuskript durchzusehen und wertvolle Ratschläge zu geben. Danke auch meiner Partnerin im Yoga für Senioren, meiner spirituellen Schwester Kimberly Carson, MPH, E-RYT, die mithalf, den in einigen Kapiteln angebotenen Meditationen Gestalt zu geben, und Dank an meine Lehrerin und liebe Freundin Nischala Joy Devi für ihre tiefen Einsichten zur Heilung aus der Yogaperspektive. Ich danke der Künstlerin Sarah Craige für ihre kunstvollen Fotografien, die für unsere Illustrationen der Yogahaltungen als Grundlage dienten.

Meine außergewöhnlichen Kollegen der *Duke Integrative Medicine* sind ein lebendiges Beispiel dafür, wie die medizinische Versorgung mehr sein kann als nur die Behandlung von Krankheiten, wie sie zu einer wirklichen Verbesserung der Gesundheit beitragen kann. Die Arbeit mit dieser unglaublich talentierten Gruppe von Heilberuflern ist eine ständige Inspiration, und ich fühle mich geehrt, dass unsere Geschäftsführerin, die unvergleichlich visionäre Tracy Gaudet, MD, dem Buch ein Vorwort vorangestellt hat. Ich schätze ihre Freundschaft und ihre Unterstützung.

Mein Dank geht auch an das wunderbare Redaktionsteam bei *New Harbinger*, besonders an Wendy Millstine für den Anstoß zu dem Gespräch, das dann in diesem Buch mündete, an Jess O'Brien und Jess Beebe für ihre einfühlsamen Ratschläge, und an Nelda Street für ihre Sorgfalt beim Redigieren. Ebenfalls danke ich Lynn Shwadchuck für ihre wunderbaren Illustrationen, die die Abbildungen zum Leben erwecken.

Ich bin den vielen Yogalehrern dankbar, bei denen ich über dreißig Jahre lang gelernt habe, besonders meiner Mentorin Esther Myers und ihrer Lehrerin Vanda Scaravelli. Außerdem haben die Lehren von T.K.V. Desikachar mich stark beeinflusst, sowie Larry Payne, Gary Kraftsow, Leslie Kaminoff, Todd Norian, Richard Freeman, Erich Schiffmann, Kathy Hallen, Molly Drake, Angela Farmer und Victor van Kooten. Ich lerne von meinen Yogastudenten und Klienten in der Yogatherapie kontinuierlich weiter, in Dankbarkeit dafür, dass sie meine Dienste annehmen. Besonderer Dank geht an die Belegschaft und Mitglieder des *Gerofit* gerontologischen Rehabilitationsprogramms im Medizinischen Zentrum Durham, *Durham Veterans Administration Medical Center,* die mir die Chance boten,dass ich die „Yoga-Lady" sein und das tief greifende Transformationspotential erkennen konnte, das Yoga *jedem* Körper bietet – unabhängig vom Gesundheitszustand oder den physischen Fähigkeiten.

Unendlich dankbar bin ich meinen Freunden und meiner Familie für ihre Liebe und Ermutigung, und ein zärtliches Bauchkraulen geht an unsere Beagle-Hündin Sheba, unser Vorbild in Sachen gesunde Gewohnheiten, ob häufiges Strecken, Schläfchen halten, Schwanzwedeln. Für die Segnungen meines bemerkenswerten Ehemannes Mitchell, Sohn Max und Tochter Rae bleibe ich in Demut zutiefst und auf ewig dankbar.

Carol Krucoff ist Yogatherapeutin am Zentrum für Integrative Medizin *Duke Integrative Medicine* in Durham, NC und Kodirektorin der Lehrerausbildung für therapeutischen Yoga für Senioren. Als preisgekrönte Journalistin und Fitnessexpertin arbeitete Krucoff als Mitherausgeberin der Gesundheitsabteilung der *Washington Post*, wo ihre Kolumne *Bodyworks* 12 Jahre lang erschien. Als ständige Mitarbeiterin des *Yoga Journal* schrieb sie zahlreiche Beiträge, aber auch für *The New York Times, Prevention* und *Readers' Digest*, und hat die Übungs-CD *Healing Moves Yoga* produziert. In Amerika ist Krucoff anerkannt als qualifizierte Ausbilderin beim *American Council of Exercise*. Daneben hat sie im Karate den schwarzen Gürtel zweiten Grades und ist im Planungsausschuss des *International Journal of Yoga Therapy*. Sie praktiziert Yoga seit über dreißig Jahren.

Die Autorin des Vorwortes, **Tracy W. Gaudet, MD,** ist Geschäftsführerin der *Duke Integrative Medicine* und Dozentin für Geburtshilfe und Gynäkologie beim Gesundheitswesen an der *Duke University*. Sie ist Autorin des vielgerühmten Buches *Consciously Female*, ist tätig als zugelassene OB/GYN und war die Leiterin des Programmes für Integrative Medizin von Dr. Andrew Weil an der Universität Arizona. Sie lebt mit ihrem Sohn Ryan in Durham, NC.

Literatur aus dem Arbor Verlag

Frank Jude Boccio

Achtsamkeits-Yoga

Die erwachte Einheit von Atem, Körper und Geist

Ein Yogabuch, dem die Integration von Yoga und Meditation auf ganz neue Art gelingt – in einfach zu folgende Sequenzen, mit über 100 begleitenden Fotos, die die einzigartige Verbindung von Yoga und Meditation illustrieren. *Achtsamkeits-Yoga* betont dabei die spirituelle Seite der Yogapraxis, eine Dimension, die zu oft übersehen wird. Yoga und Meditation werden hier *zu einer einzigen Praxis* – die den Körper belebt, den Geist befreit und Mitgefühl, Gleichmut und Freude weckt. Ein Buch für Anfänger wie Fortgeschrittene, das geeignet ist, Sie in Ihrer täglichen Yogapraxis zu begleiten.

ISBN 978-3-924195-94-6

Sarah Powers

Insight Yoga

Die Synthese von Yoga, Meditation
und traditionellem chinesischem Heilwissen

Insight Yoga erschließt das Potential dreier mächtiger Heilsysteme.
In seltener Klarheit vereint Sarah Powers traditionelles Yoga
mit den Meridianen der traditionellen chinesischen Medizin
und der Praxis buddhistischer Meditation. Scheinbar mühelos
gelingt es ihr, die Essenz der drei Weisheitstraditionen transparent und dicht miteinander zu verweben.

So wird das komplexe Zusammenspiel der drei Disziplinen in
unserer täglichen Yogapraxis erfahrbar: Passive und dynamische
Yoga-Abfolgen, Atemübungen, Achtsamkeitsmeditation, Selbsterforschung und Stille-Phasen nehmen uns mit auf eine inspirierende Reise. Eine optimale Mischung, die nicht nur positiven
Einfluss auf unsere Muskeln, Organe, Sehnen und Gelenke hat,
sondern auch zu geistiger und emotionaler Klarheit beiträgt.

Insight Yoga erklärt uns leicht verständlich und kompakt Hintergründe und Techniken und gibt uns ein reichhaltiges Übungsrepertoire an die Hand, das durch klare Anleitungen und viele
Bilder zum Nachmachen einlädt.

ISBN 978-3-86781-067-8

Online

Umfangreiche Informationen zu unseren Themen,
ausführliche Leseproben aller unserer Bücher,
einen versandkostenfreien Bestellservice und unseren
kostenlosen Newsletter. All das und mehr finden Sie auf
unserer Website.

www.arbor-verlag.de

Mehr von Carol Krucoff

www.arbor-verlag.de/carol-krucoff

Seminare

Die gemeinnützige *Arbor-Seminare gGmbH* organisiert
regelmäßig Seminare und Weiterbildungen mit führenden
Vertretern achtsamkeitsbasierter Verfahren. Nähere Informationen finden Sie unter:

www.arbor-seminare.de